JN038030

子どもの異変は「成長曲線」でわかる

小林正子
Kobayashi Masako

小学館新書

はじめに

子どもの身長はいつ伸び、いつ止まるのか？　クラスの友達に追い越されてしまったが大丈夫だろうか？　運動で疲れているようだが、体重が増えたり減ったりしているが、中学生になっても初潮がないが……等々、子どもの発育に関しては、大きくなったと喜んでばかりいられない不安がよぎることもあると思います。

子どもの発育状態は、心身の健康状態と密接に関連しています。からだの健康状態を把握することは健康診断や受診などである程度可能ですが、心の健康状態を知ることはなかなか難しいものです。しかし、子どもの発育をよく観察し、身長や体重の測定値を数値のままにしないで目に見える形にする、すなわちグラフにすれば、からだの健康状態も、心の健康状態も見えてきます。そのグラフは単に方眼紙の上に描くのではなく、子どもの発育の基準線の上に描いて「成長曲線」として表すことで、驚くほどはっきりと子どもの心身の健康状態が見えてくるのです。

発育には、挙げればきりがないほど実にさまざまな要因が関連しています。そして、現代は多くの因子が子どもの心身を刺激し、影響を与えています。わが家は自然に任せているから、と思っている方でも、子どもを育てる以上は発育にある程度の知識を持ち、できることなら子どもの持てる資質を十分に伸ばしてあげたい、と願うのではないでしょうか。当然のことですが、発育は大人になってからではもう取り返しがつかないのです。

人生の15年〜18年という短い期間しかない子どもの発育を、できるだけ良い方向に後押しするために、発育について基本的な知識を持つことは、とても大切なことだと思います。知っていると知らないのとでは全く違うのです。

しかし——かく申す私は、実は子ども二人を育てながらその途中まで、発育に関する知識はほとんど持ち合わせていませんでした。寝る子は育つ、栄養は大事、くらいは心に留めていましたが、仕事をしていたこともあって、毎日が必死。とにかく元気に育ってほしいということだけを願って暮らしていたのです。そんな私が何故、発育を研究する道に進んだのか——。

1972（昭和47）年、大学を卒業し意気揚々と社会に出た私でしたが、当時の企業は待遇面で大きな男女差があり、女性が働きにくい時代でした。子どもを産むと仕事は続けられなくなり、二人目が3歳になって保育園に入れたとき、男女差があまりない高校の教員になりました。ところがすぐに夫の転勤が待ち受けていました。しかも遠い長崎です。単身赴任してもらうことも考えましたが、子どもは4歳と小学1年生。結局、教員を休職して家族で長崎市に移りました。それが今思えば人生の大きな転機となったのです。

自分の人生どうなるのか、という思いで行った長崎でしたが、皆さんとても親切で優しく、私も早く長崎の風土に馴染みたいとPTA役員にもなりました。そして1年ほど経った頃だったか、学校との関わりも増える中で、小学2年生の長女が毎月、体重を測られてくることに疑問を感じ始めました。身長測定は関東の小学校と同じく年3回なのに、なぜ体重だけ毎月測る必要があるのだろう？　どうせなら身長も測ってくれたらいいのに……。

そこである日、養護教諭にその理由をお聞きしてみたのです。するとその答えは「子どもの健康を守るためです」ということでした。「え？」と目を丸くした私。体重を毎月測ると子どもの健康がわかるの？　へぇー、なぜ？　そんな私の顔つきを見て養護教諭は、こんな説明をしてくれました。

「長崎と広島は戦争で原子爆弾が落とされました。終戦後、学校は再開されましたが、児童の中には急に体調を崩して手遅れになる子が多く、それは広島も同様で、ほとんどが原爆の後遺症によるものでした。なんとか早くそうした子どもを見つけて治療につなげられないかということで、合同で話し合ったのです。すると、以前に広島の女学校で頻繁に生徒の体重を測って健康管理をしていた学校医さんがいて、おかげで一人も重い病気にかかることがなかったという実績のあることがわかり、体重測定は簡単にできるので、せめて月に一度、児童の体重を測ろう、ということになったのです」

さらに目を丸くして聞いていた私でしたが、養護教諭は続けて、「今の時代は原爆の後遺症はないですが、毎月の体重測定で異常の早期発見ができています。今では近隣の県でも実施されているんですよ」そして、「体重はからだの総合量ですからね」とおっしゃったのです。

体重はからだの総合量！　この言葉の意味を本当に理解できたのは研究を始めてからでしたが、そのとき私は、目の前に雷が落ちたような大きな衝撃を受けました。それまで子どもの発育について身長以外興味がなく、どちらかというと自分の人生ばかり考えていた私です。今は、子どもの健康や発育にもっと関心を払うべきときなのに——。

多くの方は、やはり身長に興味をお持ちのことと思います。もちろん伸びる時期が限られている身長は大切です。しかし発育において、身長と体重は切り離せないものです。

その後、長崎から戻って一旦高校教員に復帰しましたが、子どもの発育や健康についてもっと知りたいという思いは頭を離れませんでした。２年後に大学院に進み（すでに38歳になっていましたが）、恩師・東郷正美教授との出会いから、自分自身の手で発育測定する大切さに気づかされ、子ども二人と自分自身の身長・体重・座高を朝と夜の１日２回測ることから発育の研究を開始しました。しかも東郷教授は、私が長崎で聞いた広島の女学校の学校医さんのことを詳しくご存じで、それは松林錥三《いくぞう》先生（１８９１〜１９７８年）という方でした。松林先生は、毎月身長と体重を測定して女学生の健康管理につなげたばかりでなく、測定値を解析して論文も書かれている日本の発育学の先駆者であり、東郷教授が心から尊敬されている方だったのです。

それから35年。発育の研究は奥深く、まだまだ究明せねばならない課題がありますが、これまで得た私の研究成果については、できるだけ本書でお伝えしたいと思います。そして、何よりも本書を読まれた皆様に、子どもの発育には子どもが置かれた環境のすべてが反映される、ということをわかっていただきたいのです。

身長や体重の測定は大切ですが、そのままでは、増えた、減っただけで、あまり情報が得られません。その数値を成長曲線として表すこと、そしてその変化を見ることで、身体の状態も心の状態も見えてきます。身長がいつ頃伸び始まり、いつ頃止まるのか、運動のしすぎやストレス、肥満の可能性、初潮の発来時期もわかります。そのほかにも、成長曲線は驚くほどいろいろなことを教えてくれます。

子ども達の健康を守り、よりよい発育を達成させるために、子育て中の方はもちろん、保育園、幼稚園、学校等の教職員の方々、行政の方や子どもに関わるすべての方々に、本書をぜひ役立てていただきたいと思います。

子どもの異変は「成長曲線」でわかる

目次

第3章 ●〝異変〟に気づいたらどうするか……………………71

第5章

＊日本では、厚生労働省が、おおむね18歳までの者を「子ども」としており、本書では「子ども」を高校3年生までと定義している。本書所収の「成長曲線」グラフは、対象年齢が17歳と18歳の間までを表示する形になっている。

第1章

子どもの発育がわかる「成長曲線」とは

120年間続く日本の「学校保健統計調査」

その昔、学校では身長・体重・座高あるいは胸囲を測っていました。読者の方も記憶にあることでしょう。今も日本の学校では、きちんと身体計測をしています。

これは、学校保健安全法という法律があり、全国の学校（幼稚園から高校まで）では、毎学年新学期から6月30日までに、「学校保健統計調査」として健康診断を行い、発育状態と健康状態を把握することが定められているためです。

発育状態は、身体測定によって把握しますが、小学校などは、規則では年1回となっていても、新学期ごとに測定している学校がほとんどです。あるいは毎月測っている学校もあります。これは、子ども達の発育状態を把握することが大切だと認識されているからこそと思われます。

ところで、この学校保健統計調査ですが、いつ頃から始まったかというと、なんと1900（明治33）年からです。当時は、「生徒児童身体検査統計」の名称で開始され、1948（昭和23）年に「学校衛生統計」、1960（昭和35）年に「学校保健統計調査」と名称を改めて、今日まで実施されてきました。測定項目は、最初は身長、体重、胸囲、座高などが含まれていましたが、1994（平成6）年に胸囲が、2016（平成28）年に座高が必須測定項目から除外され、現在は身長と体重が測定されています。この間、調査開始から120年以上になります。

このような子どもの身体計測統計は世界に存在しません。また、こうした統計値があるおかげで、日本の子どもの体格の変遷が把握できるばかりでなく、標準値を求めることが可能となり、身長でも体重でも、日本独自の発育基準曲線を作ることができるのです。世界の多くの国が、自国の子どもの発育基準曲線を持たず、WHOが作成したものを基準として使っているのは残念なことだと思います。

子どもの健康状態が表れる「成長曲線」

2016（平成28）年4月から、児童生徒の健康診断において、従来の身長・体重・座高の測定項目から座高が削除され、その代わりに身長・体重の測定値をグラフに表すこと、すなわち「身長・体重成長曲線」の作成が文部科学省から学校に対して推奨されるようになりました。

これまでの身体測定では、児童生徒は単に測られるだけで、その値が個人の健康に役立つような使われ方をしてきませんでした。文部科学省は、発育の研究により明らかになってきた成長曲線の重要性を、学校においても子どもの健康を守るために有効に活用すべきである、と考えるようになったのです。そこで成長曲線を描いて児童生徒の健康に役立たせることを日本中の学校に奨励するようになりました。

しかし、それから数年が経過しましたが、すべての学校が作成するようになるには、まだ時間がかかりそうです。ましてや、その成長曲線を一人ひとりの健康情報として正しく理解し、積極的に活用していくようになるには、我々研究者としてもさらに啓発を続けていかねばなりません。

本書をお読みいただくからには、成長曲線がいかに重要で、子どものためにいかに役立つものであるかを、しっかりご理解いただき、活用できるよう、解説していきたいと思います。

なんだか面倒くさいかも……と思われる方も、事例などをご覧になるうちに、成長曲線

0－18歳女子 身長・体重 成長曲線

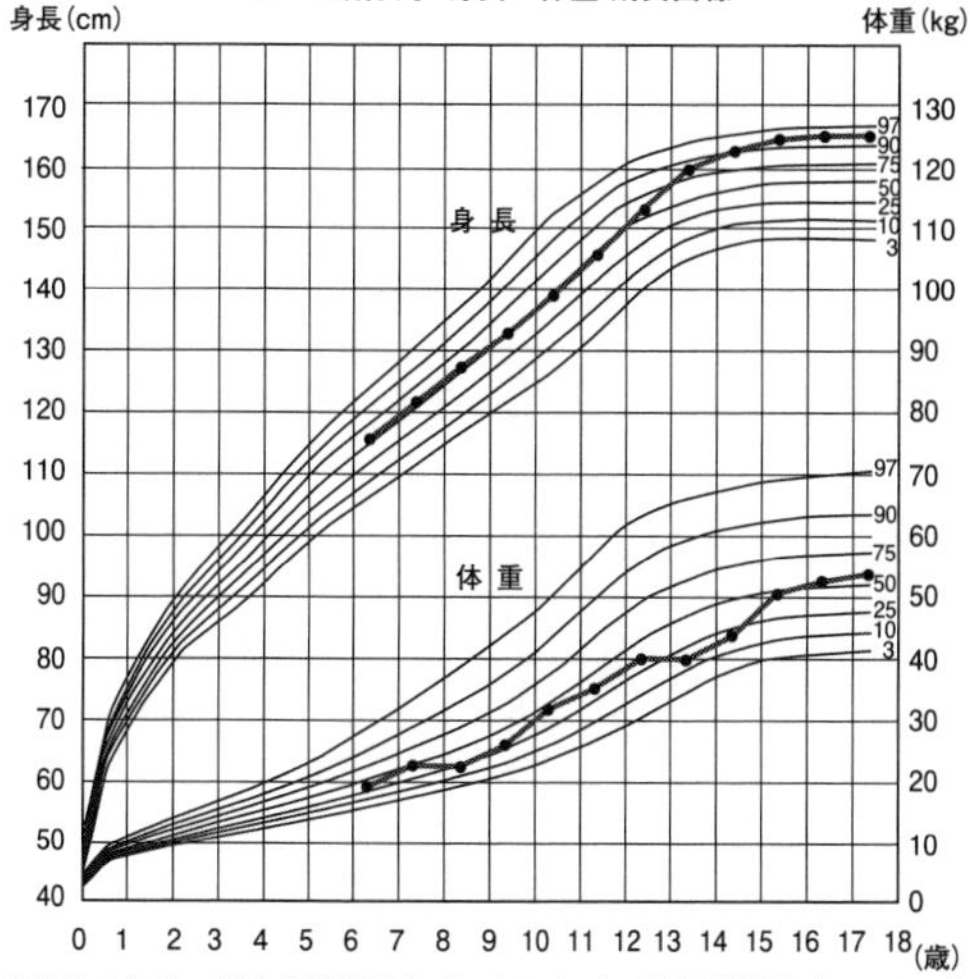

●個人の身長・体重の計測値をパーセンタイル発育基準線（3～97%）の上にプロットしたものが成長曲線

の読み方が自然にわかってくると思います。大丈夫！　身長・体重を成長曲線にして変化が見えるようにすれば、最も客観的に子どもの心身の健康状態を知ることができ、適切な働きかけができるのです。そして、子どもの身長がいつ頃ぐんと伸び始めるか、いつ頃止まるのかも予測できるようになります。さあ、この強力なツールを有効活用できるようにしていきましょう。

発育状態はパーセンタイル発育基準曲線で評価する

子どもの身長や体重が全体の中でどのようなレベルにあるのか、それを把握することは大事なことです。人と比べるという意味ではなく、同年齢の子ども達の中で、どの位置にあるのかを確認する、ということです。

左ページの図は、日本の子ども達の身長と体重の測定値から作成されたパーセンタイル発育基準曲線です。使用したデータは、2000（平成12）年度の「乳幼児身体発育値」と「学校保健統計値」で、0〜18歳の現在のパーセンタイル基準値には、この年度の値を使うことが学会で申し合わされています。（＊「パーセンタイル発育基準曲線」は、以後「パーセンタイル基準線」と記載します）

子どもは大柄・小柄など、一人ひとり体格が異なります。こうした子どもの体格を分類して、身長と体重の発育経過がそれぞれ7本のパーセンタイル基準線で表されています。下から、3、10、25、50、75、90、97パーセンタイルとなり、個人の計測値が同年齢の集団の中で順番にして何パーセント付近にあるか、ということがわかります。

●身長・体重のパーセンタイル発育基準曲線

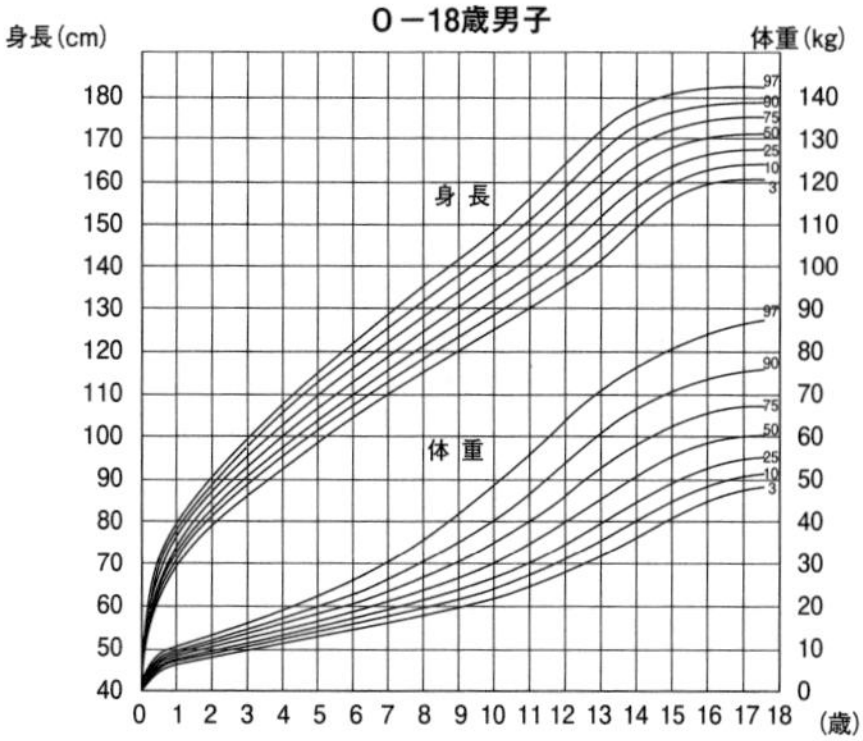

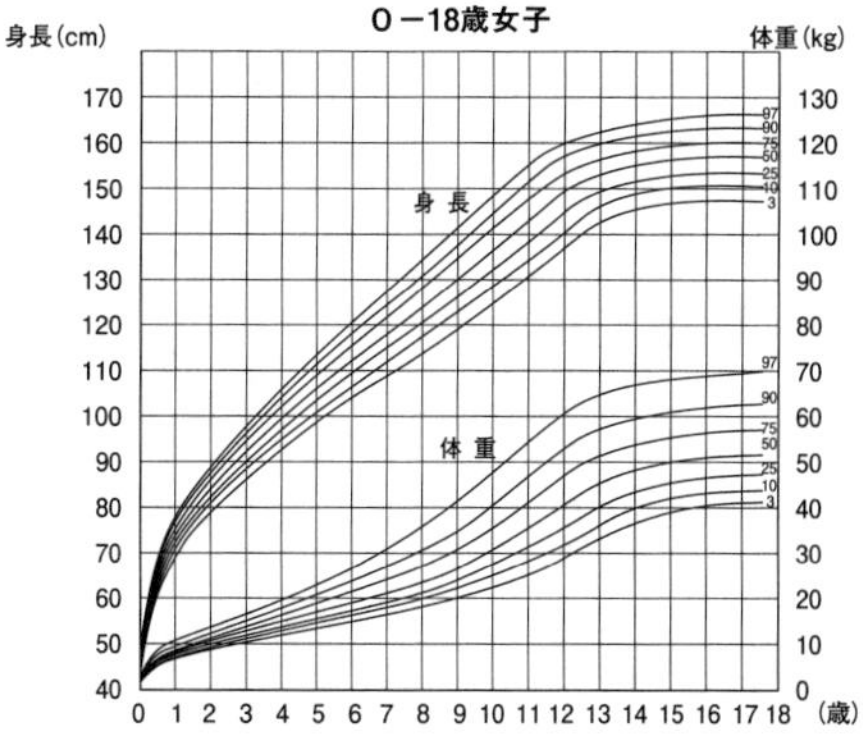

身長と体重のパーセンタイル基準線は、50パーセンタイルが同じ年齢集団の中で真ん中のレベル（100人いれば50番目）を意味します。平均値ではありません。身長では50パーセンタイル値と平均値は大きく違いませんが、体重の平均値は重い方の影響を大きく受けるため、50パーセンタイル値と平均値では異なります。体重を集団の平均値と比べても意味がないので、パーセンタイル値から評価する方が適しています

例えば10パーセンタイル値は、同じ年齢の子ども１００人のうち、低い方から数えて10番目にあたる身長および体重ということになります。

３から97まで、どのパーセンタイル値であっても、子どもが基準線のカーブに沿って、右上がりに数値が伸びていれば、その子なりのペースで順調に成長しています。身長と体重をただ測定するだけでなく、グラフにして、その変化を可視化することは、子どもの健康を守るうえでなくてはならないといえるほど役立つものなのです。

成長曲線で見る発育パターン

成長曲線とは、左ページの図のように、パーセンタイル基準線の上に、個人の身長・体重測定値を点で描きこんだもの（これをプロットするといいます）。これにより個人の発育のグラフが作られます。単にグラフ用紙などに、身長や体重の測定値をプロットしてもあまり役に立ちません。基準線の上にプロットすることが必要です。

また、プロットは飛び飛びなので、それを結んでも「曲線」にはなりません。測定間隔が短い場合は曲線に近いものになりますが、１年に一度くらいであれば折れ線グラフと同

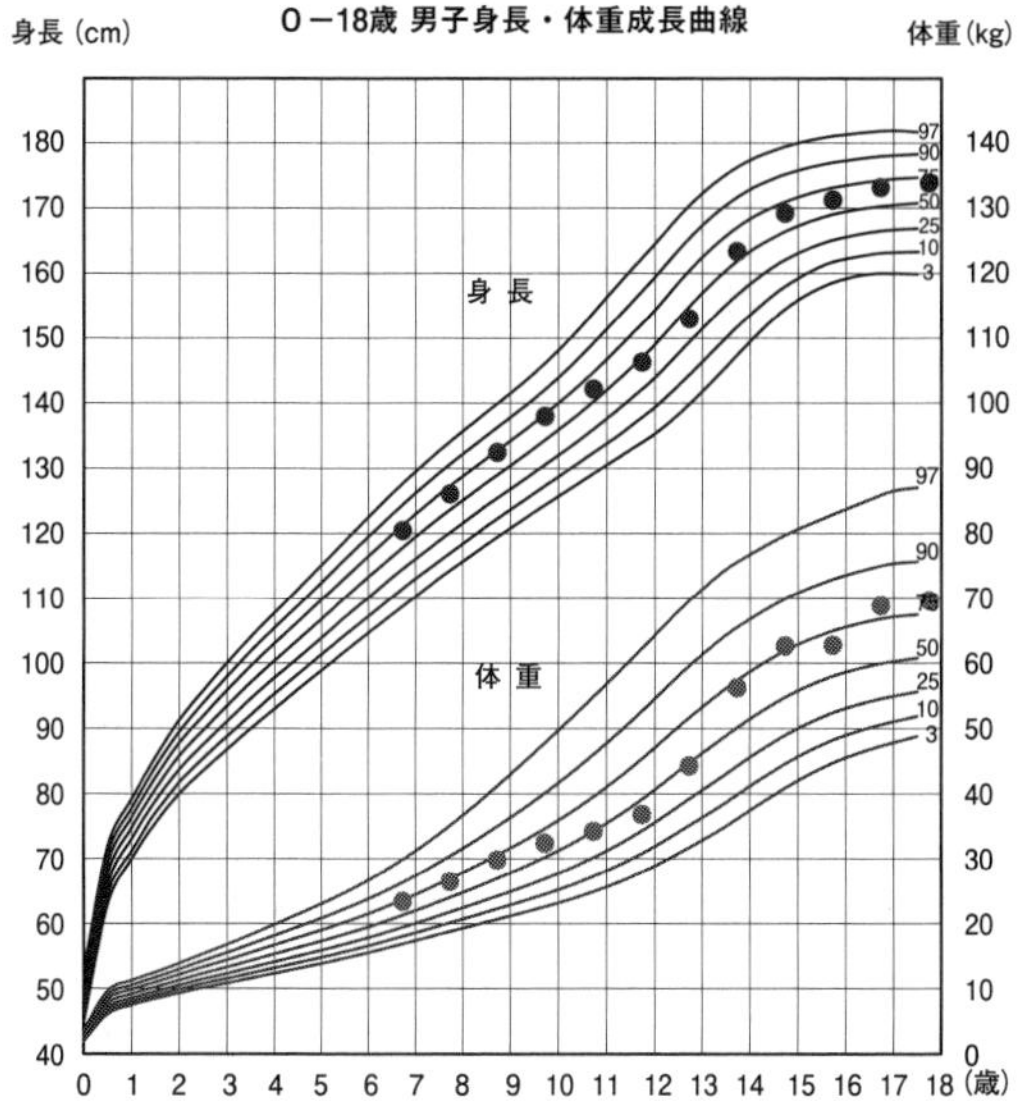

じです。これはすなわち「測っていない区間はどのように変化したのかわからない」ということで、本来は勝手に点と点を線で結んでしまってはいけないのです。

しかし、最初にご紹介した19ページの図のように、それを承知のうえで結んでいることもあります。1年程度の測定間隔であれば仕方なしとしますが、これが何年も間隔が空いてしまったときはどうでしょうか？　極端な場合、生まれたときと18歳の測定値を直線で結んでしまった場合、誰もそれがその人の発育過程であるとは思わないでしょう。そこで私の考える成長曲線は、線で結ばないグラフ

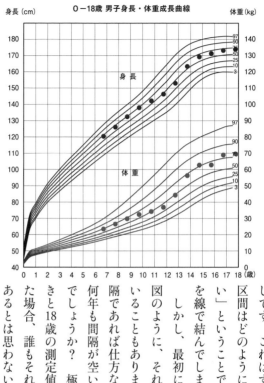

です。この方が点と点の動きから曲線が見えてくると思います。この先の成長曲線はすべて23ページのようなものとなりますのでご理解いただきたいと思います。

成長曲線の作成については、第6章で詳しく説明しますが、いろいろ方法があります。もっとも手っ取り早いのは、本書の巻末（171ページ〜）の「パーセンタイル成長曲線」上に、身長や体重を測定した日が何歳にあたるかを計算して、その年齢のところを横軸として身長あるいは体重の縦軸に点を打つこと。つまりプロットするのです。

ただ、手書きのプロットは年齢の計算が結構面倒なのではないかと思います。年齢を間違えた場合、とんでもないグラフになってしまいますので、手書きの場合は横軸の年齢に注意が必要です。

母子健康手帳で描いていた成長曲線

実はこのパーセンタイル基準線は、母子健康手帳で使われています。出生時から健診時などの体重・身長・頭囲を点で打っていた「身体発育曲線」のことです。ただし、7本の基準線で表されているものではなく、左ページのように帯のようになっていて、帯の中に

●母子健康手帳の乳幼児身体発育曲線（乳児期）

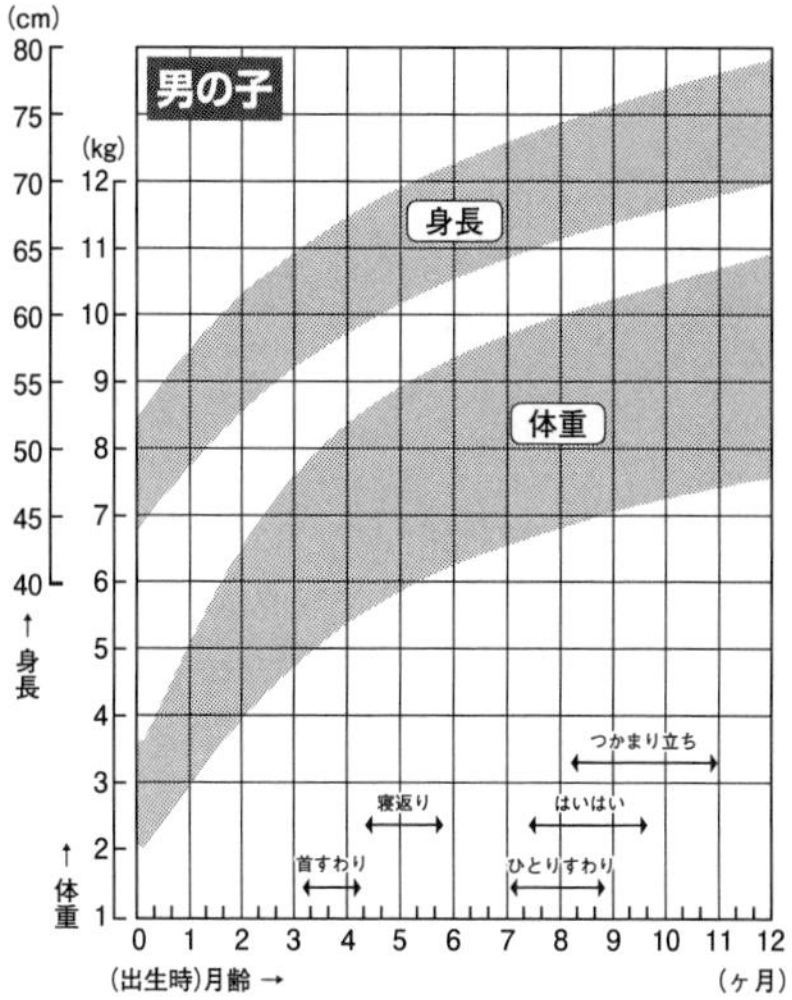

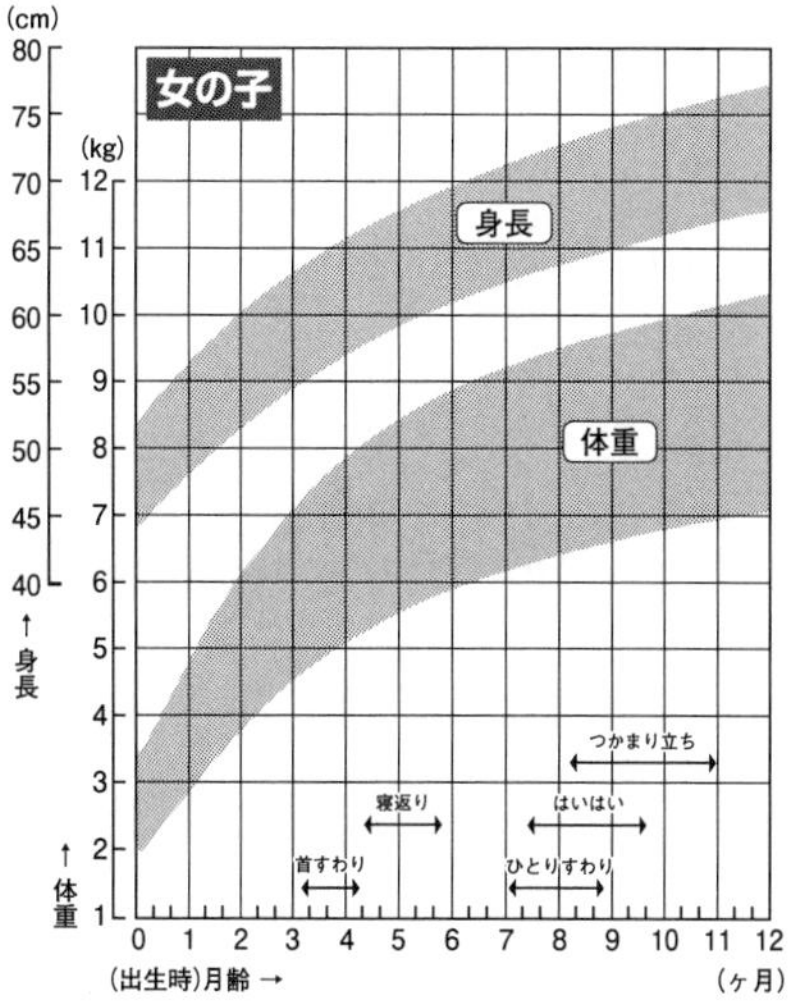

は「各月・年齢の94パーセントの子どもの値が入ります」と書いてあります。上の境界線が97パーセンタイル、下の境界線が3パーセンタイルにあたります。この間に入っていればまず安心ですが、それでもこの中で極端に変動すれば親は心配になりますね。そうしたときは、かかりつけの小児科医もしくは健診時に相談するために、母子健康手帳を必ず持参してほしいのです。

母子健康手帳は、多くの方に利用されています。身体発育曲線のページも、特に最初のお子さんでは頻繁に測り、その値をプロットして活用されていたのではないでしょうか。子どもが二人目、三人目となると次第にプロットが少なくなる傾向がありますが、健診時の測定値は記載されていますから、今からでもグラフにしてみれば過去の状態が視覚的に把握できると思います。

子どもが保育園や幼稚園、そして学校に入ると、測定間隔はさまざまですが、必ず身長と体重を測ります。その数値を見て、何㎝何kgになったと確認するだけでなく、値をプロットして成長曲線として表せば、どのような変化があったのかが視覚的に確認できます。すなわち、数値だけ眺めていてもわからないことが、グラフ化することで一目瞭然となり、またそれを見た人の共通理解が得られるのです。そのために継続して入力することが大切です。継続して身長・体重をグラフに表すことで、その変化から子どもが今どのような発育段階にあるかがわかります。また、何か異常があれば早期発見できます。からだの異常ばかりでなく、心に何か問題がある可能性も見つけることができます。さらに、それまでの子どもの成長曲線から、今のパーセンタイル基準線に沿って発育していけば身長はどの程度になるか、女子の場合は初潮がいつ頃発来するかなど、将来も予測することができるのです。

成長曲線からわかること

成長曲線で子どもの身長、体重の変化が確認できれば、まず何よりも次の重要な二つの事柄が判明します。

> ① 健康の確認
> ② 異常の早期発見

① 健康の確認

子どもの成長は個人差がありますが、3パーセンタイルから97パーセンタイルまでの基準線のどれかに沿っているならば健康に発育しているといえます。

97パーセンタイルなら97パーセンタイルと、ずっと同じレベルで成長するわけではありませんが、だいたい沿うように推移していれば問題ありません。そこから大きく外れた場合は、まず本人の様子を確認します。元気であれば経過を見てもよいでしょう。

また女子は思春期になると体重が急に増える体重スパートが始まり、それまでのパーセンタイル基準線のレベルから上昇することがありますが、これも一時的なもの、あるいは、やせていたのが標準に近づいたためと考えられます。

さらに見てほしいのが身長と体重のバランスです。この二つの基準線のパーセンタイル基準値のレベルが大きく違わないことが重要です。つまり身長が97パーセンタイルなら、体重も97パーセンタイルと近いレベルであることが、バランスがとれているということです。身長が97パーセンタイルと高いのに、体重が50パーセンタイル以下と低ければ、「やせ」ですし、反対なら「肥満」ということになります。

② 異常の早期発見

子どもの身長あるいは体重の成長曲線が、基準線を横切る状態が続いたり、上向きや下向きになったら、成長ホルモンや甲状腺ホルモン、脳腫瘍など何らかの病気が原因で、低身長や高身長など発育に異常をきたしている可能性があります。

身長が一番下の3パーセンタイルを大きく下回ったり、次第に離れていく場合は、成長ホルモンの分泌不全などが疑われますが、二次的なものが原因であることもあります。例えば、扁桃線肥大やアデノイドなどが原因で睡眠時無呼吸症候群を招き、深い睡眠が得られないなどです。深い睡眠が得られなければ、成長ホルモンの分泌がおさえられてしまいます。

一方、身長が低学年から急に伸びるときは、いわゆる「思春期早発症」が疑われます。身長がどんどん伸びていくので、子どもも保護者も喜びがちですが、早期に身長が止まり、最終的には極端な低身長になる可能性があります。

またグラフの異常は、からだだけでなく心の不調を表すこともあります。成長曲線に異常が見られたら、しばらく様子を見ても改善されない場合、専門の医療機関にグラフ持参で受診することをお勧めします。

成長曲線を見るときのポイント

最も重要なことは、得られたグラフ（成長曲線）をどのように読むかです。しかし、それは決して難しいことではありません。この先の章の多くの事例を見ていけば、自然に解釈の仕方がわかってくるでしょう。ここでは、成長曲線を見るうえでの大きなポイントを示します。

① 身長と体重がいずれかのパーセンタイル基準線にほぼ沿うように推移しているか

子どもの身長や体重をプロットして、その点がどのレベルであっても、パーセンタイル基準線にほぼ沿うように発育していれば、まず問題ありません。健康に成長しているといってよいでしょう。途中で1つか1つ半くらい基準線のレベルが変わっても問題ない場合が多いですが、大きくずれてしまったときは、何か思い当たることはないか原因について考えてみてください。

② 体重の変動（不規則変動）が大きい箇所はないか

からだの病気と同時に精神的な健康状態を考える必要があります。子どもはうまく言葉で表現できないことが多いですが、身長や体重のグラフは正直に心身の状態を語ってくれます。

③ 身長と体重のバランスはとれているか（パーセンタイル値が大きく違わないか）

身長と体重のパーセンタイル値が同レベルだとバランスがとれていることになります。身長のレベルが高いのに体重が低いと「やせ」、身長が低いのに体重が高いと「肥満」になります。小さい頃の肥満はいずれ解消されるだろう、と思うかもしれませんが、3歳付近から肥満が発症すると、小学校に入ってさらに肥満度が上がってしまうという調査結果があります。反対に「やせ」も気がかりです。体質的なものもありますが、身長に対して体重が少なく、増え方も鈍い場合は、何か障害となっているものはないか？　と考えてください。

④ 身長が3パーセンタイルを大きく下回っていないか

まず、成長ホルモンが正常に分泌されているかどうか、小児内分泌の専門医の受診をお勧めします。また、扁桃腺肥大やアデノイドなどの病気のため呼吸が苦しくなり、深い睡眠が得られず発育が停滞することもありますから、そうした病気がないかどうかを確かめる必要があります。

⑤ 身長の伸びが低年齢（女子9歳前、男子11歳前）から急に始まっていないか
～思春期早発症の疑い

低年齢から身長がどんどん伸びていき、女子なら初潮が始まり、男子はひげが生えたり声変わりをするといったことが起こると思春期早発症の疑いがあります。できるだけ早く専門医に相談してください。

⑥ 体重が夏休み明けの9月に大幅増加していないか～肥満傾向が強まる恐れ

本来のからだのリズムは、夏は体重が増えないはずなのに、生活習慣の乱れから大幅に増えてしまう子がいます。そうするとからだのリズムが乱れたまま、肥満になっていく可能性が高くなります。

思春期の身長スパート開始時期がわかる

子どもの身長を定期的にプロットして、成長曲線を描いていくと、ある時期からその曲線が上向くところがあります。これは、よく見るとパーセンタイル基準線自体も上向いているのがわかります。小柄な子ではやや遅めで、女子では10歳半くらいですが、大柄の97パーセンタイル付近の子は9歳あたりから基準線が上がっています（男子は1年程度遅いです）。このように、基準線にほぼ沿って身長スパートが始まると、この先、そのレベルのパーセンタイル基準線に沿って伸びていくだろうということがわかります。

身長スパートが大きいと、より上向きに上がっていきます。身長スパートは時代が進むにつれて開始時期が早まってきましたが、現在はほぼ落ち着いて、女子は9歳半頃から、男子は11歳前後からが平均的な身長スパート開始となっています。

別のパターンとして、そのまま上がるのとは反対に、一旦下に下がることもあります。

0－18歳 男子身長・体重成長曲線

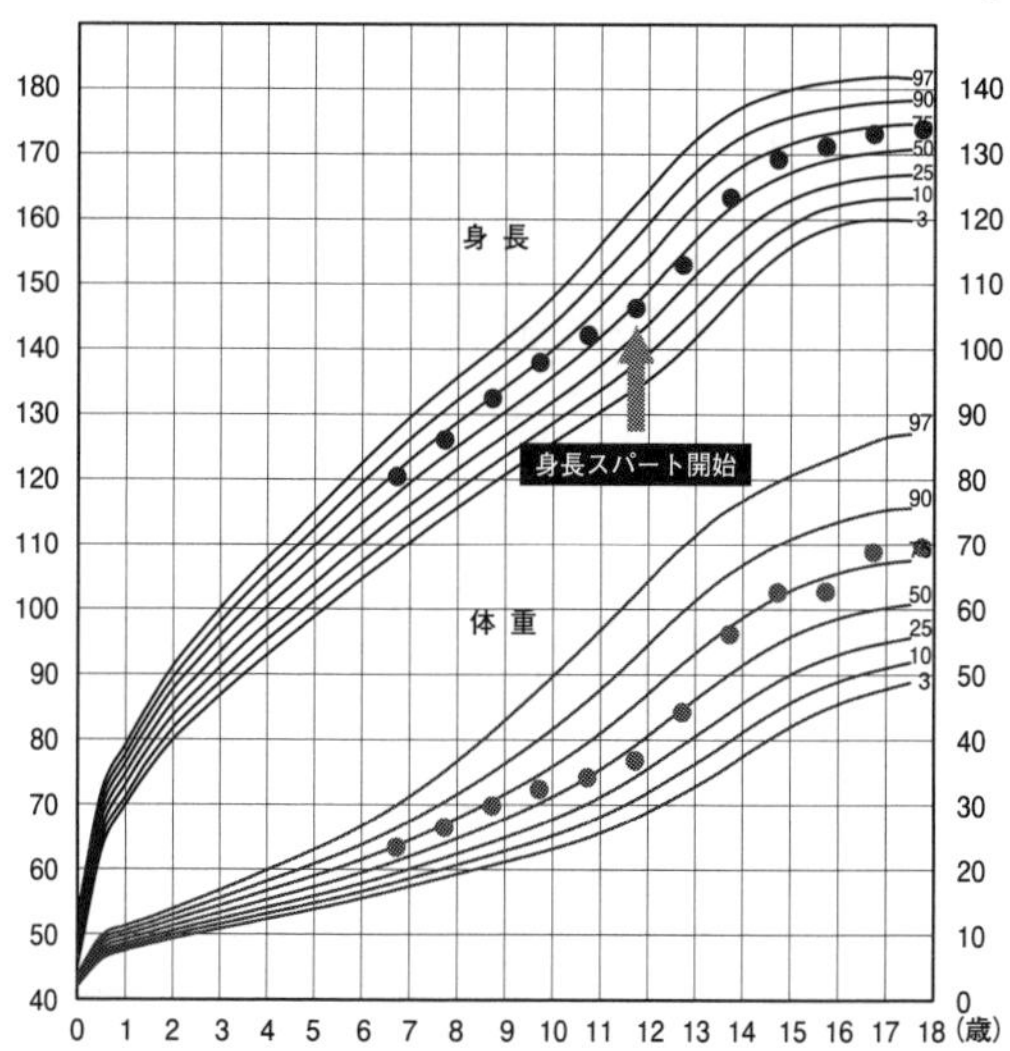

例えば、上の図の男子のように、5年生くらいまではずっと75パーセンタイルと高いレベルをキープしてきたのに、12歳前の6年生時に一旦50パーセンタイルに下がってしまった――実はこれも身長スパートの合図です。ただしこのまま下がってしまう場合は運動面や健康面など何か問題がありますが、そうでなければ必ず上向き、そこから背がぐんと伸びていきます。

初潮の時期を予測できる

女子の場合、身長スパートの時期から初潮が発来する時期がだいたいわかりますので、成長曲線を描いて身長スパートのタイミングを確認します。

身長スパートが始まって、ぐんぐん身長が伸びているときには、初潮はまだ見られません。その伸びが少し緩やかになったかな、そして体重も少し増えてきたかな、というときに初潮が発来します。

現在の初潮の発来の平均年齢は昔に比べて早まりましたが、ここ数年は12歳2か月か3か月あたりで止まっています。しかし、平均は12歳台であっても、その時期は大きな個人差があります。そもそも身長スパートの個人差が大きく、スパート開始の時期によって初潮までの期間が変わります。身長スパートが標準だと、初潮が2年半~3年後、身長スパートが遅いと、3年以上で、4~5年後という子もいます。

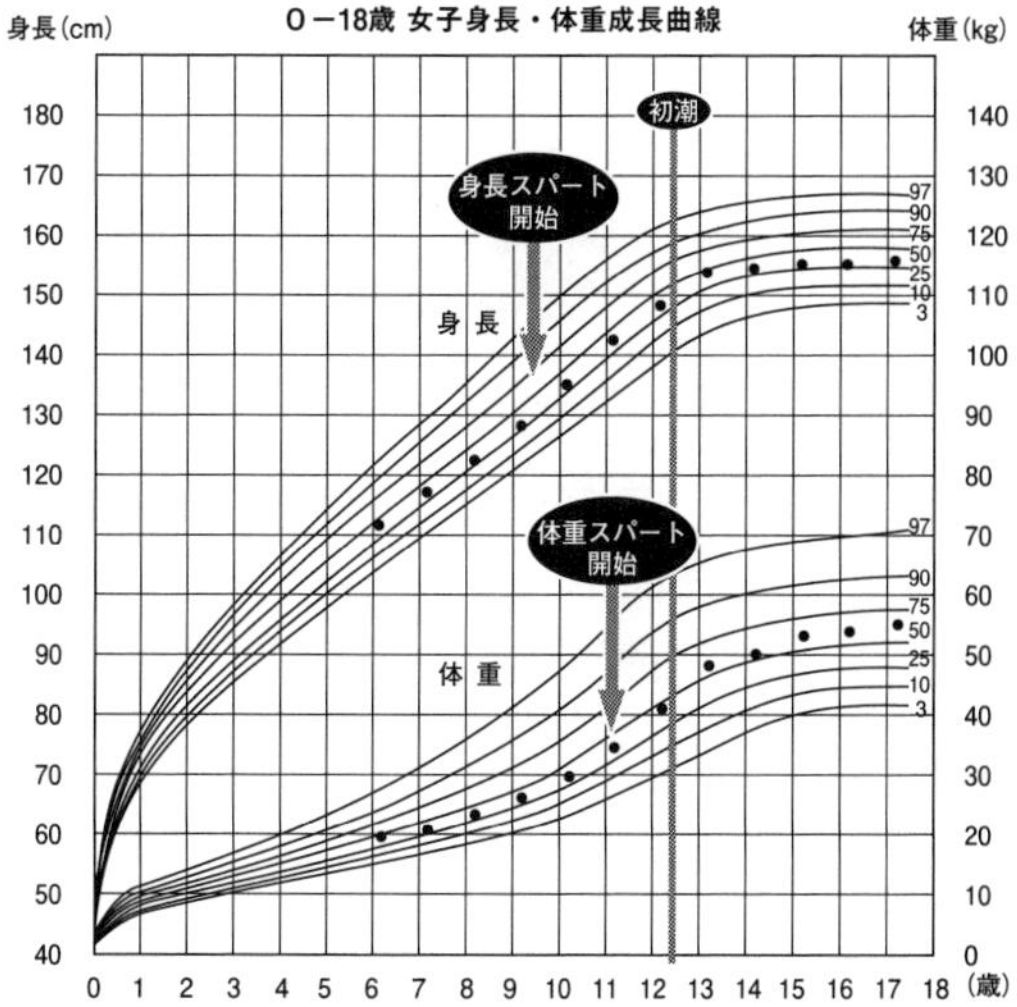

●身長スパートから3年で初潮が発来した標準的な例

上の図はある女子の事例です。身長スパートが9歳半で開始し、初潮の発来が12歳半。身長スパートの開始から3年足らずで初潮が発来しましたから、標準的なタイプといえます。身長のパーセンタイルレベルを見てみると、初潮の前後で25〜50パーセンタイルと、ほぼ変化がありません。一般的に身長スパートが標準であれば、身長のレベルは大きく変わることはありません。

●身長スパートが標準より早い例

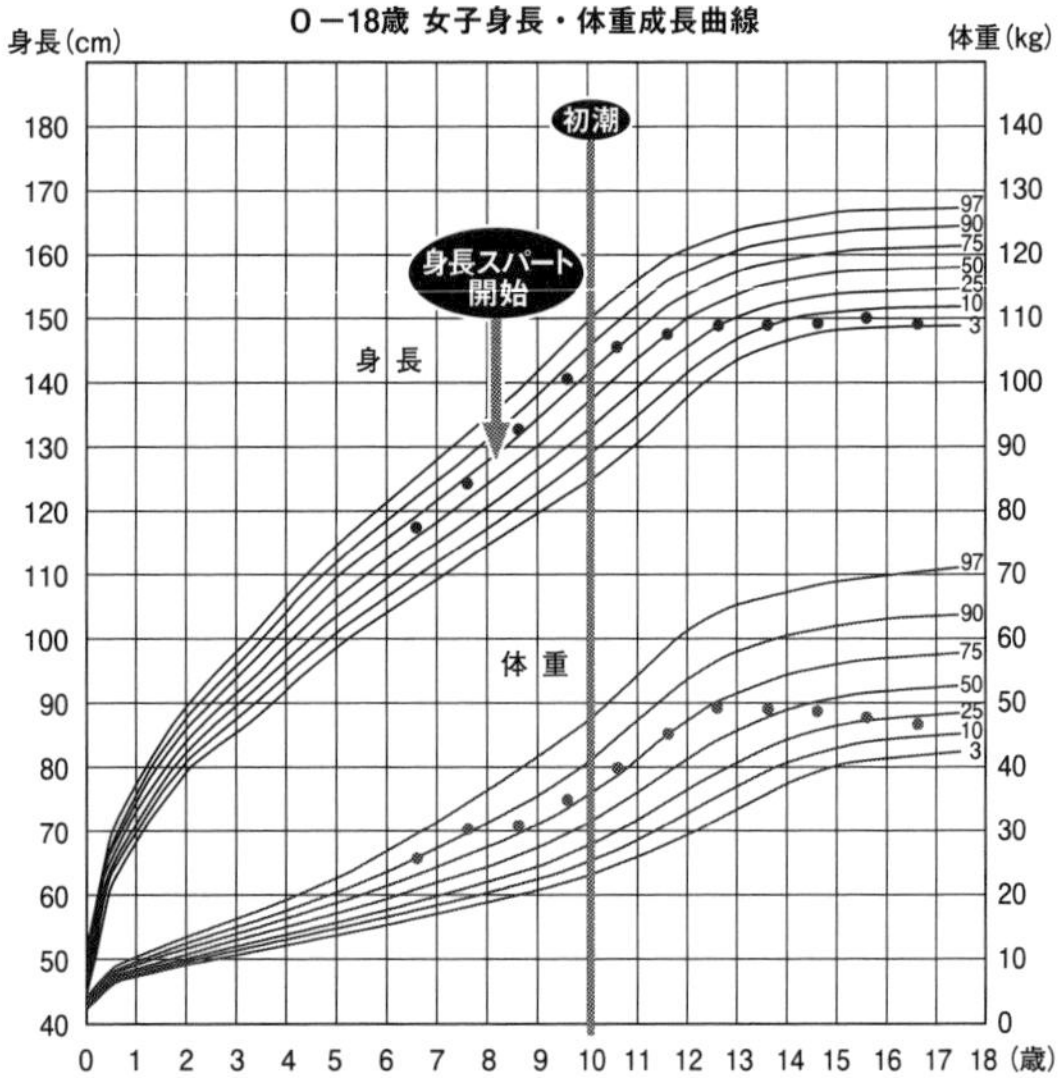

身長スパートが標準より早い例を見てみましょう。上の図の女子は、小学2年生からスパートが始まり、基準線を越えてぐんぐん伸び、10歳で初潮が発来して、その後はあまり伸びずに止まってしまいました。このように、身長スパートの開始が早いと大きな伸びが見られますが、やがて止まり、それ以後は伸びが少なくなるために、最終身長は以前のパーセンタイル基準線より低いレベルとなります。

反対に、身長スパートが10歳過ぎと遅かった例を左ページに示します。図を見るとかなり長いこと伸びて、14歳

●身長スパートが標準より遅い例

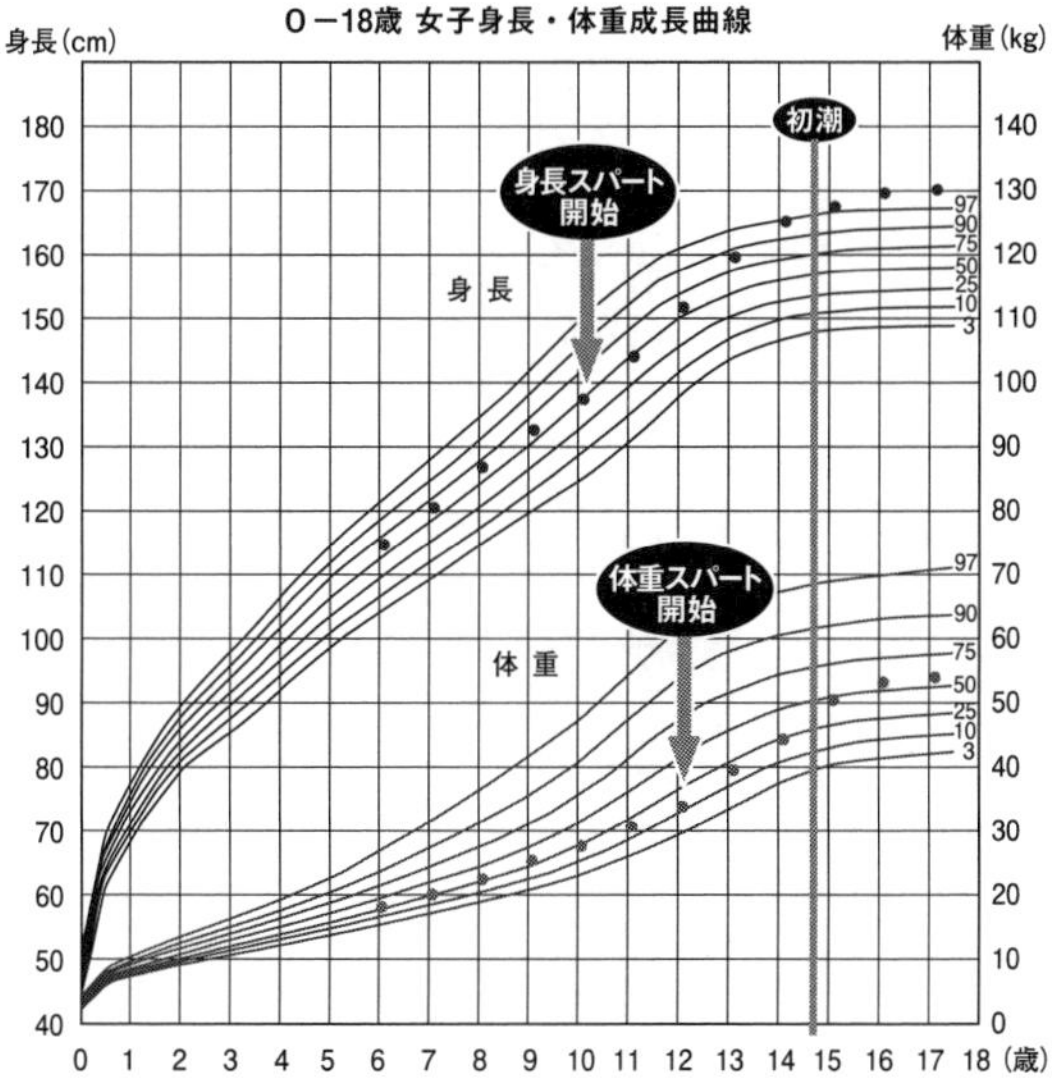

を過ぎて15歳になる前に初潮を迎え、その後の伸びはゆるやかになったものの、結局170cmまで伸びました。

こうして見ていくと、やはり晩熟型の方が最終的に身長が高くなる傾向にあります。

ただし、発育には必ず1、2割程度は例外がありますので、身長スパートが早く始まっても、ずっと伸びが続いて高身長になった子もいます。ですので、身長スパート開始時期からの初潮時期の予測は、一応の目安として次のようになるといえますが、これは8、9割に当てはまると思ってください。

①身長スパート開始が標準（9歳半前後）であれば、初潮まで2年から3年
②身長スパート開始が標準より早ければ、初潮まで2年以内
③身長スパート開始が10歳以降であれば、初潮まで3年以上

養護教諭によると、「中学2年生になっても、まだ初潮がこないのですがどうなんでしょう」と保護者から相談を受けることが多いそうですが、成長曲線を見てみると、まだまだ身長が伸びている途中。身長の伸びが緩やかになったら発来することを説明すると、保護者の方もなるほどと安心されるそうです。

早く身長スパートが始まって、3～4年生で背の順で後ろの方になったと喜んでいたら、5年生くらいで止まってしまい、それきり中学校、高校では抜かされっぱなしになるという子がいます。そういう子は初潮も早いので、学校では早めの指導が必要ですが、家庭でも親が気づいて、注意深く見守っていただきたいと思います。

第2章

身長はいつ伸びる？
いつ止まる？

そもそも身長は、どのように伸びるかご存じでしょうか。一般的には左ページの図のように伸びていきます。上の図が実際の値、下の図は年間増加量で表される発育速度です。図中の実線は男子、破線は女子を表しています。平均値としては最終的に男子の方が身長は高くなりますが、ご承知のように身長のかなり高い女子もいますね。平均値というのは多くの人の値を合計して、その人数で割ったものですから、人数が多いと個人の特徴は消されてしまいます。そのため、実際はこの平均値通りに発育する子どもは稀で、どの子も一人ひとりさまざまな要因の影響を受けながら、その子独自の発育をしていきます。

つまり、個人差があるということが、これからお話しする発育については大変重要なことなのですが、まずは平均値としての発育パターンを知っておきましょう。

身長は2度、ぐんと伸びる時期がある

人生の中で、身長がとりわけ伸びる時期が2度あります。最初の大きな伸びは、生まれてからの1年間です。身長約50㎝で生まれた新生児は、生後1年で約1・5倍、75㎝ほどになります。これは母親の胎内での発育速度が目覚ましく、その勢いが生まれてからも続

●人生で身長は２度ぐんと伸びる

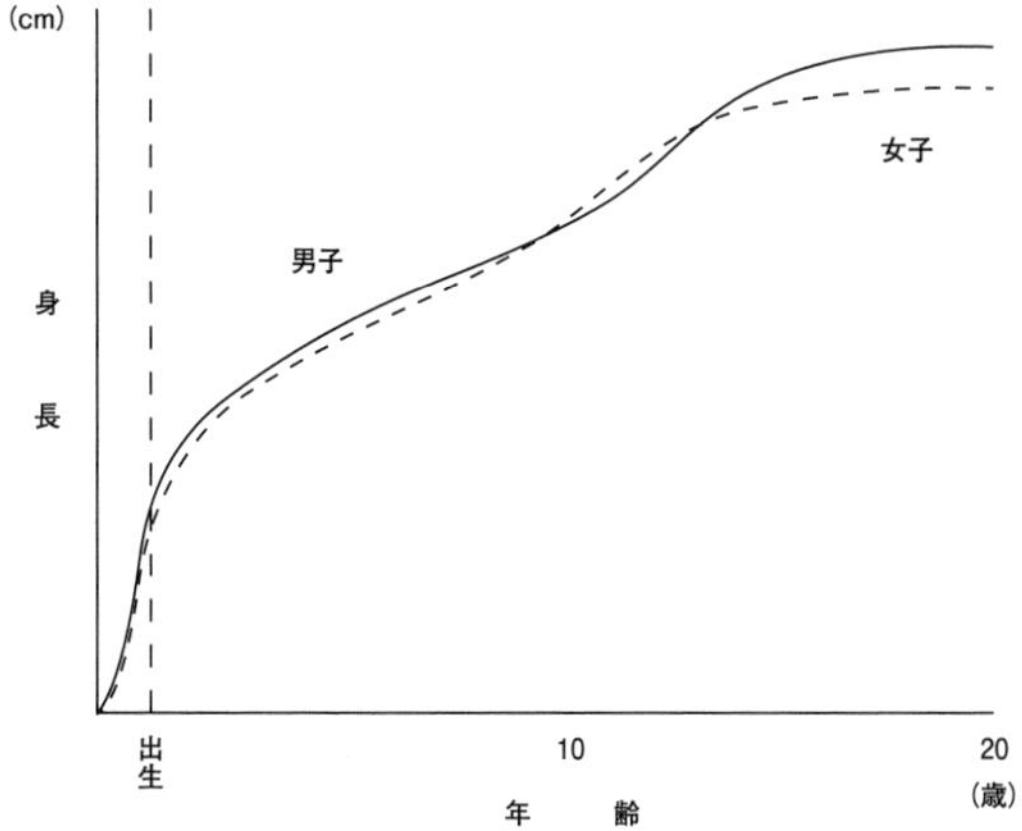

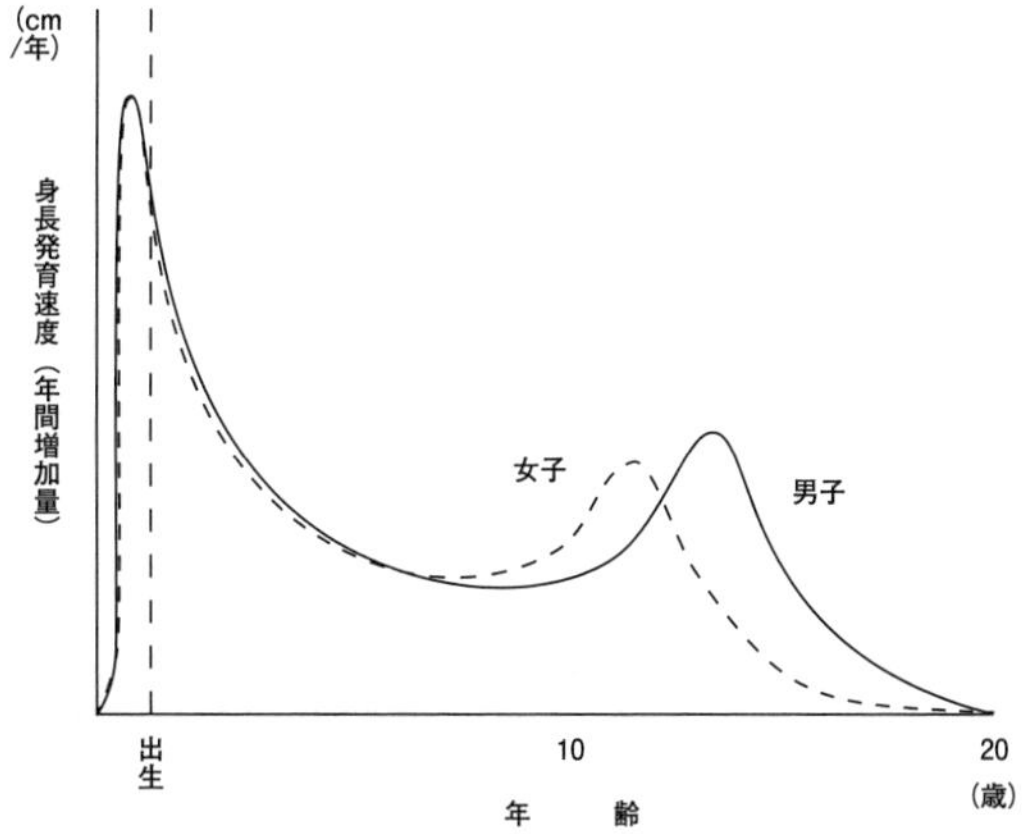

出典：高石昌弘ら『からだの発達』(大修館書店、1993)
「身長の発育曲線（模式図）」より

上は身長が伸びる様子、下は年間増加量（１年間に伸びる量）を表します。個人差もあるが、おおかたこのような経過をたどります。

くためです。１年ほど経つと徐々に速度は落ちていきますが、それでも４歳になる頃には、生まれたときの約２倍の１ｍに達します。その後、発育速度は少し緩やかになります。

４歳からの身長の伸びは年間約５〜６㎝程度です。大きな男女差は見られませんが、男子の場合、６歳前後にmid-growth spurt（ミッド グロース スパート）といわれる短い期間の身長の急伸が見られることがあります。しかし、これは本当の意味での発育急伸期ではなく、一旦伸びてもまた落ち着いて、やがて思春期スパートといわれる大切な２度目の発育急伸期が訪れます。

思春期スパートは、身長も伸び、体重も増える人生最後の発育急伸期です。それまで男女差がほとんど見られなかった体格に、９歳から９歳半くらいになると変化が表れます。成人の方は経験があると思いますが、女子は４年生あたりから身長がスルスルと伸びて、男子を追い抜いていきます。これが思春期の身長スパートです。

また女子は、この頃には胸が少しふくらんできますが、これは第二次性徴《せいちょう》の始まりです。男子はというと、ほとんどの場合、女子より１年半から２年くらい遅れて、身長のスパートが始まります。一般的にその発育速度の幅は女子より大きいので、遅れてスパートしても、やがて女子を追い抜くことになります。

43ページの図の発育速度を見れば、男子のピークが高いことがわかるでしょう。そして、最終的には男子の方が平均値としては身長が高くなります。2021（令和3）年実施の学校保健統計調査によれば、日本の高校3年生男子の平均身長は170・8㎝、女子は158㎝となっています。しかし、現在の平均値は過去の最も高い値に比べて、男女とも数㎜下がっています。この理由は後程お話ししましょう。

気をつけたい急激な思春期スパート～「思春期早発症」とは

発育において、早熟とか晩熟という言葉をときどき耳にすると思います。発育は個人差が大きいですが、特にからだの思春期スパートの開始時期は、男女合わせると8歳くらいから15歳くらいまで散らばり、かなりの個人差が見られます。では、その身長スパートの開始時期の違いは、最終身長の高低に関連するのでしょうか？

これは一概に決めつけることはできませんが、晩熟型の発育をした方が高くなることが多いようです。ただし、生まれつき大柄なお子さんは思春期スパートも早く、そのまま発育の障害となるようなこと（例えば事故、病気など）が起こらなければ最終身長も高くなるので、最初から大柄の子は早熟であっても背が高くなるといえます。

気をつけたいのは、それまで特に大柄ではなかった子が、小学校低学年のうちから急に思春期スパート（身長などのスパートと第二次性徴）が開始して、ぐんぐん背が伸びてしまう場合です。いわゆる思春期早発症ですが、この場合は伸びるペースが速く、周囲もびっくりするくらいです。本人はみんなを追い抜いていくので、とても気持ちがよいと思います。しかし、その伸びは小学校高学年になるとピタッと止まってしまうことがほとんどです。そして、それ以降の中学、高校では伸びが見られませんから、最終身長は低くなってしまいます。

そこで、思春期早発症ではないかと気づいたら、大きくなったと喜んでいないで、できるだけ早く専門医（大きな病院の小児内分泌科や成長ホルモンを扱うクリニック）の診察を受けることが必要です。治療が間に合ってうまくいけば、時間はかかりますが平均的な身長に達するか、ときにはそれ以上に伸びることもあります。

運動や生活習慣で変わる「思春期スパート」開始時期

晩熟型の場合は、思春期スパート開始が遅いわけですから、多くの子の身長が伸びる時期にあまり伸びず、クラスの中ではそれまでより身長の低い方になってしまいます。けれども、やがて思春期スパートが開始するとぐんぐん伸びてきて、しかも長い期間伸びが続くという特徴がありますから、最終身長は以前のレベルより高くなります。もちろんこれも100%ではなく、早熟の子と同様に、ケガや病気、運動のやりすぎなどがあると、身長が十分に伸びきらないまま止まってしまうこともあります。

このように、一般的には晩熟型の発育の方が最終身長の高くなるケースが多いといえますが、発育はさまざまな要因が影響を及ぼすため、後に述べる生活習慣や心の状態などによっては、伸びるはずの身長が伸びないということも起こり得るのです。また、体重との関係も重要で、太りすぎてもやせすぎても身長に影響を及ぼします。

成長曲線の9〜12歳付近は思春期スパートにあたりますが、それぞれの基準線で傾きが違ってきています（21ページ）。変化のわかりやすい男子を見ると、身長の高い97パーセンタイルに近い子どもは身長が10歳付近でスパートし、3パーセンタイル付近の子どもは12歳付近でスパートしています。これだけ見ると、より身長の高い子どもは思春期スパートが早く（早熟）、小柄な子どもは思春期スパート開始が遅い（晩熟）ことになるので、基準線に沿って発育すれば早熟型の方が晩熟型よりも最終身長が高くなることになり、晩熟型は最終身長が高くなることが多い、とした前の記述はおかしいのではないか？　と思われるかもしれません。しかし、こうしたパーセンタイル基準線にほぼ沿って発育する子どもばかりではなく、個人差の大きい思春期の身長スパートは、その開始時期が運動や生活習慣などによって大きく影響されるので、一人ひとり異なります。左ページに示した早熟型と晩熟型の事例を見れば納得がいくのではないかと思います。

男の子・女の子の発育の特徴

男の子、女の子にはそれぞれ発育の特徴があります。

出生時の体重や身長は、男女で大きな差はありません。昔は体重3kg、身長50cmが平均といわれていましたが、現在は体重、身長とも平均値で見ると下がってきています。それ

●早熟型（思春期早発症）の例

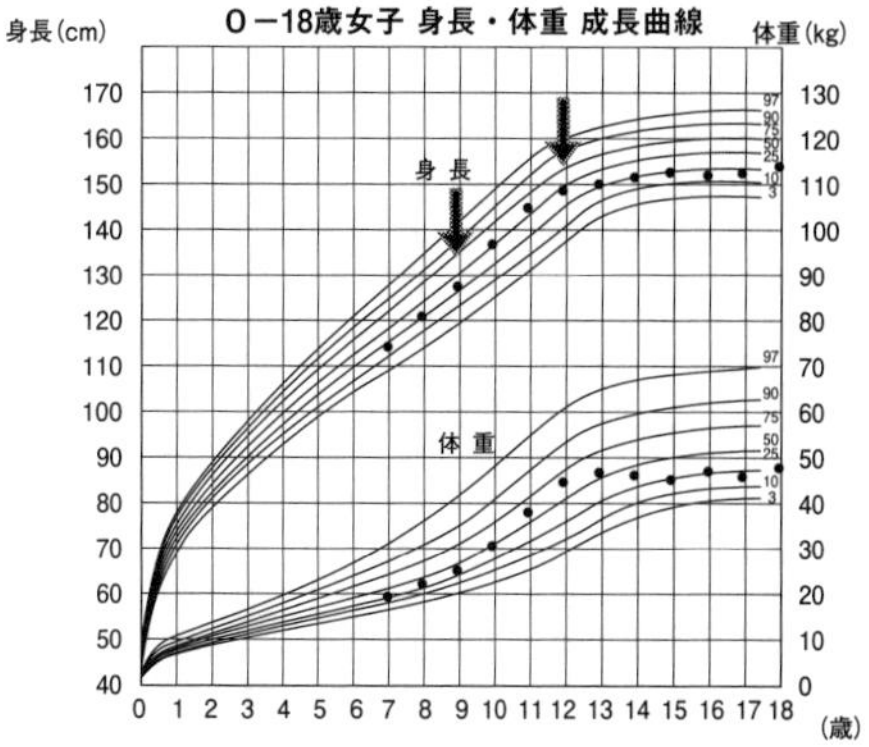

小学１年生から身長の伸びが大きく、３年生から完全にスパートしています。大きな伸びで基準線を越えて伸びていきましたが、６年生でほぼ止まってしまいました。

●晩熟型の例

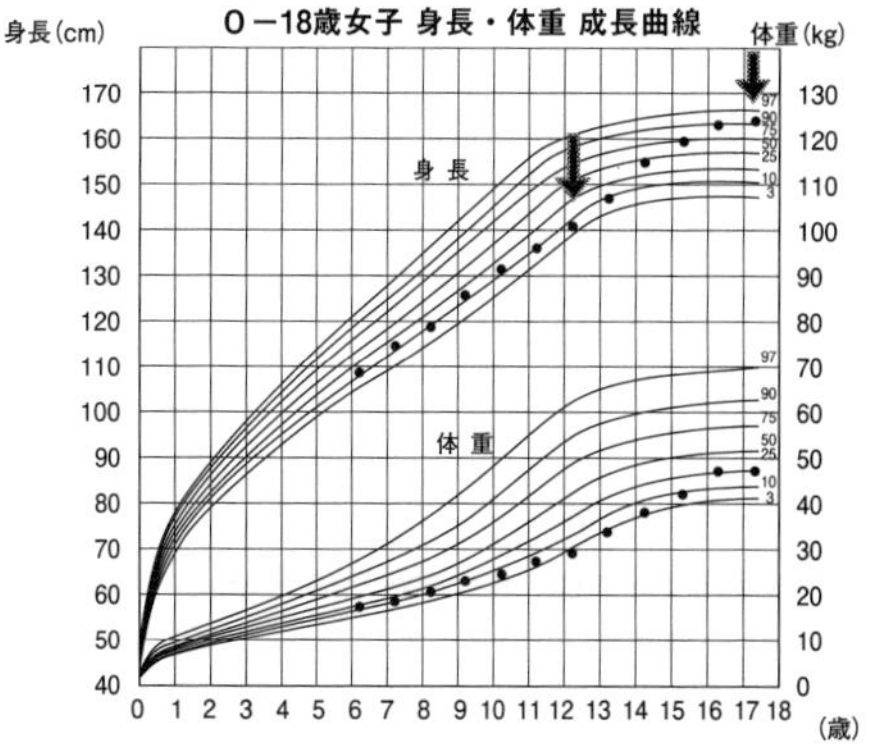

小学生時代は身長が低い方で、さらに中１（13歳頃）は基準線のレベルも下がってしまいましたが、そこからスパートが開始。大きな伸びが長期間続き、身長は高校生で90パーセンタイルレベルまで到達しています。

は多胎児が多くなったことや、計画出産の影響、妊娠中の母親のダイエットなどが原因として考えられます。低体重児とされるのは2500g未満ですので、これ以上の出生体重が一応の目標となります。ただし、出生時の状態は必ずしも将来の体格と正比例するわけではありません。その後の育てられ方の影響が大きいといえます。

さて、大差のない体格で生まれてくる男女ですが、小学校に入って体重が30kgくらいになると、次第にからだの「中身」に違いが表れ始めます。これを身体組成といいますが、ここでいう身体組成とは細かな成分のことではなく、身体を構成する要素を「脂肪」と「脂肪でない部分」の組織に分けて考える捉え方です。脂肪でない部分は「除脂肪」といって、脂肪を除いた部分のことであり、除脂肪の大部分は、骨や筋肉、血液など、からだにとって重要な要素が含まれます。脂肪と除脂肪、この比率が男女で異なってくるのです。

初潮に向けて女の子の身体組成は大きく変わる

女の子は、平均的には9歳を過ぎると、同じ体重増加でも、男の子より脂肪の占める割合が多くなります。身長が急に伸び始める身長スパートの頃には、すでに胸がほんの少し膨らんでいますが、この頃に女子としての成熟が始まり、からだに脂肪の占める割合が増えて、徐々に女性らしいからだつきに変わっていきます。しかし身長の伸びる速度が最大になるまでは、その変化はあまり急速ではありません。身長が最大に伸びる頃、これを最大発育期といいますが、その頃に体重もスパートを開始します。やがて身長の伸びが少し緩やかになったかな？　と思う頃、初潮が見られます（36〜40ページ参照）。

初潮を迎えると、女性ホルモンの分泌が高まります。体重とは脂肪と除脂肪の合計ですが、思春期の体重スパートでは、前述のように女性ホルモンの働きで脂肪の占める割合がさらに増加します。一般的に、女性の体脂肪率は男性より10％ほど高くなっています。

体重が30kgを越えると男性ホルモンが出始める

男の子の場合は、体重30kgを過ぎた頃に、少しずつ男性ホルモンが出始めます。そして体重がスパートする頃は、脂肪に対して除脂肪（骨、筋肉、血液など）が顕著に増えていきます。男性ホルモンの働きで、次第に男性らしいからだつきに変わっていくのです。

ここで忘れてはならないことは、身長の伸びる時期は骨が非常に弱くなっているということです。骨はぐんぐんと長軸方向に伸びていますが、骨の密度が増しているわけではありません。また、骨には「骨端線《こったんせん》」といわれる細胞分裂する部分があり（61ページ）、そこに過度な負荷がかかると、大事な骨の成長部分が損なわれてしまう危険があります。そのため骨が盛んに伸びている時期は、ウエイトトレーニングなどで関節を傷めることのないよう、運動の仕方に注意することが必要です。激しい筋トレは身長が十分に伸びてからでも遅くありません。

これについては、運動・スポーツの仕方を取り上げた第5章を参考にしてください。

●ある男子の体重増加における除脂肪量の変化

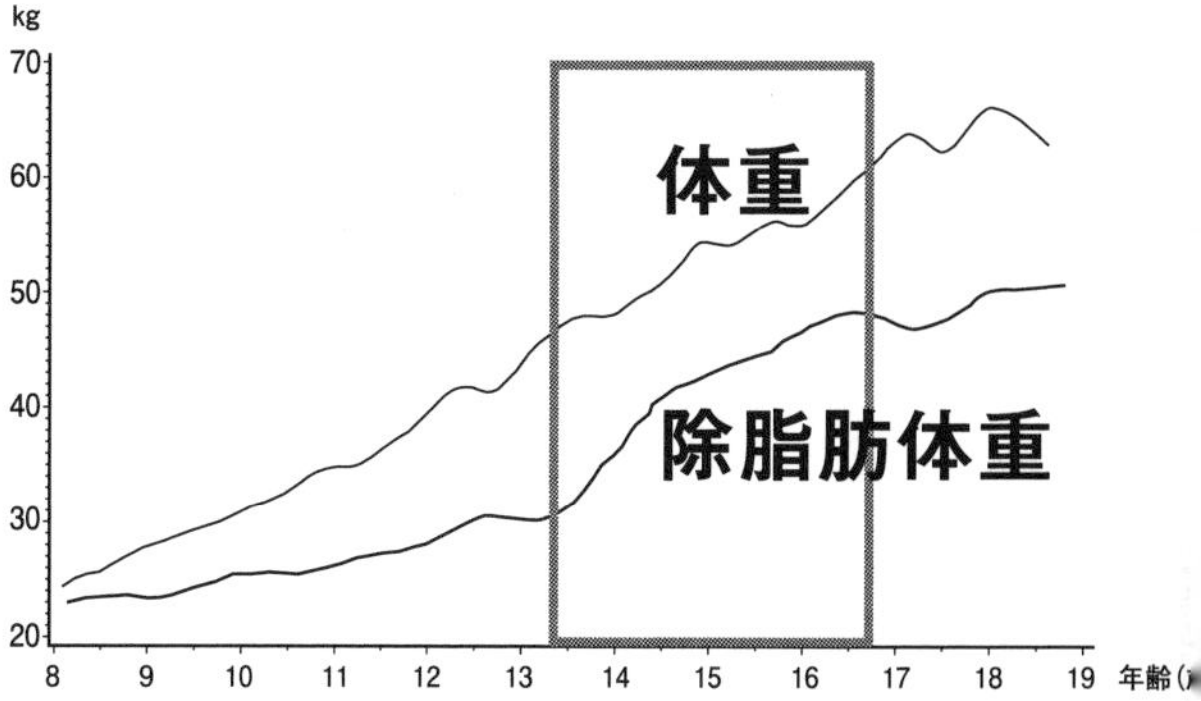

出典：東郷正美『身体計測による発育学』（東京大学出版会）P109より。□は著者挿入

この男子は晩熟型で、体重のスパートは13歳半頃。その後は体重に占める除脂肪量が多くなっていることが認められます

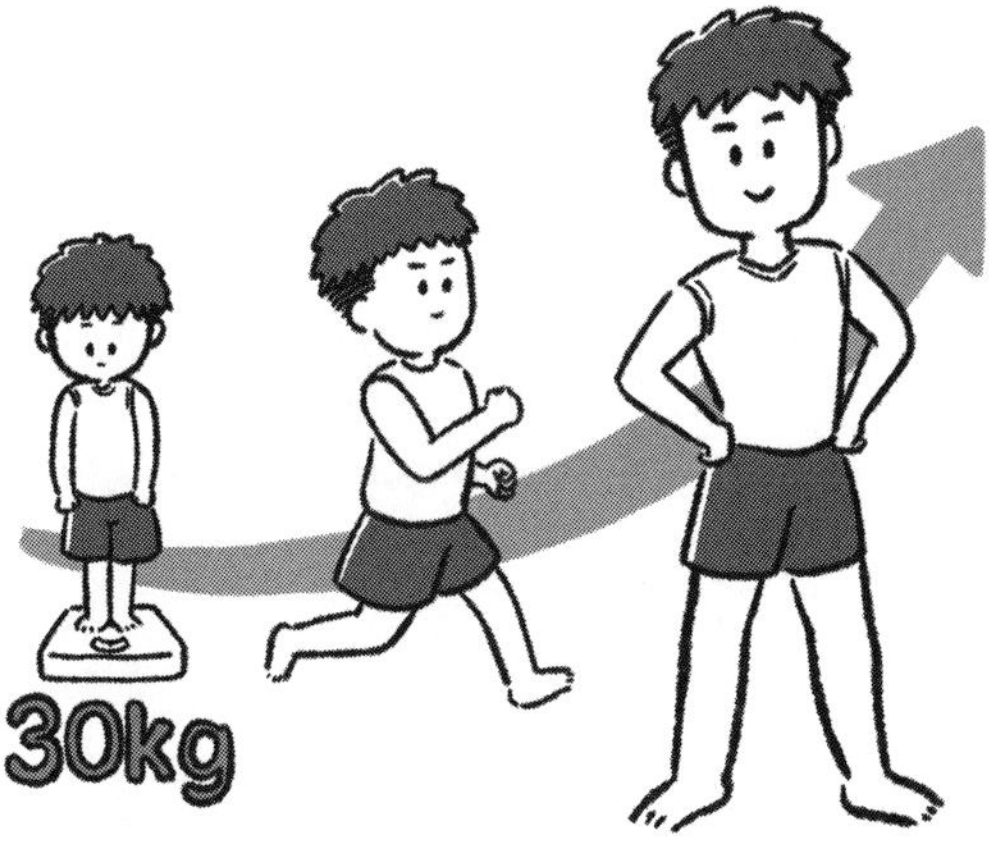

発育における思春期スパートの順序

1　身長と体重

これまでお話ししたように、思春期スパートはまず身長の急伸から始まるのがほとんどです。

体重のスパートは、女子の場合は一般的に身長より2年ほど後になります。これは身長の最大発育期とほぼ同時くらいです。男子の場合も身長から先に始まりますが、体重はその後1年くらいが一般的で、中には身長のすぐ後から体重がスパートすることもあります。

女子と男子では、スパートの時期は違いますが、9割ほどが、身長➡体重の順でスパート開始となります。しかし、1割弱ですが、体重が身長よりも先にスパートする例も見られます。この場合は肥満傾向が進んでスパートと間違える、というケースが含まれているかもしれません。女子の場合、体重が先にスパートすると、初潮が早く発来する傾向があり、そうなると身長はあまり伸びないことになります。この原因ははっきりとはわかっていませんが、生活習慣や遺伝的なものも関係するように思われます。

2　座高と下肢長

お子さんの身長の伸びを気にされる方でも、おそらく座高と下肢長までは考えたことがない、という方が多いのではないでしょうか。実はこの視点は非常に重要です。最終的に身長が伸びる子は、座高や下肢長もしっかりと伸びているからです。

身長はからだの縦方向の長さの合計ですが、その長さはどの部分も一定の速度で伸びるわけではありません。上体部分は座高という測定値で知ることができますが、その上体でさえ、頭部、脊椎《せきつい》（頸椎《けいつい》、胸椎、腰椎、仙骨、尾骨）に分かれています。頭部の大きさは小学生くらいでほぼ決まってしまいますが、頸椎など脊椎は伸び続けます。ただし頸椎は1年の内伸びる時期が1か月程度で、その量はわずか。他の部分も伸びに違いが見られます。

しかし、こうした細かい部位の発育についてはさておき、ここでは上体を座高、下体を下肢長ということで、大きく二つに分けて見ていきましょう。

57ページの図「身長と座高の伸びの関係」を見てください。これは私が自分の子ども（女児）の身長と座高を5年間、毎日、朝と夜の2回、測り続けた結果の一部です。身長と座高の関係がよくわかるように、左側に身長軸、右側に座高軸をとって、目盛の間隔を同じにして比較しています。

まず注目していただきたいのは、身長も座高も、計測値が上と下の2本の線に分かれているということです。点線が朝の測定値で、実線が夜の測定値です。身長は朝高く、夜低くなります。起きてすぐに身長と座高は測定していますが、朝と夜の値がこんなに違うというのは驚きですね。こうした身長に見られる1日の変化を日内変動といいますが、それはこの図から、座高の変化に起因していることがわかります（日内変動については64〜65ページにも記載しています）。

ここで最も注目していただきたいのは、身長と座高の伸びの関係です。この子どもは、身長スパートがあまりはっきりとは見られませんでした。しかし、11歳半頃からスパートに入ったと思われます。そのときの座高は身長の伸びに比べて緩やかな伸びです。これはつまり足（下肢長）が伸びているのです。やがて〇で囲んだ部分となりますが、これは身長の伸びと座高の伸びがぴったり一致しています。座高の伸びが身長の伸びそのもので、足は伸びていないということになります。

身長と座高の伸びがシンクロする期間は3〜4か月です。その後は座高の伸びが緩やか

●身長と座高の伸びの関係

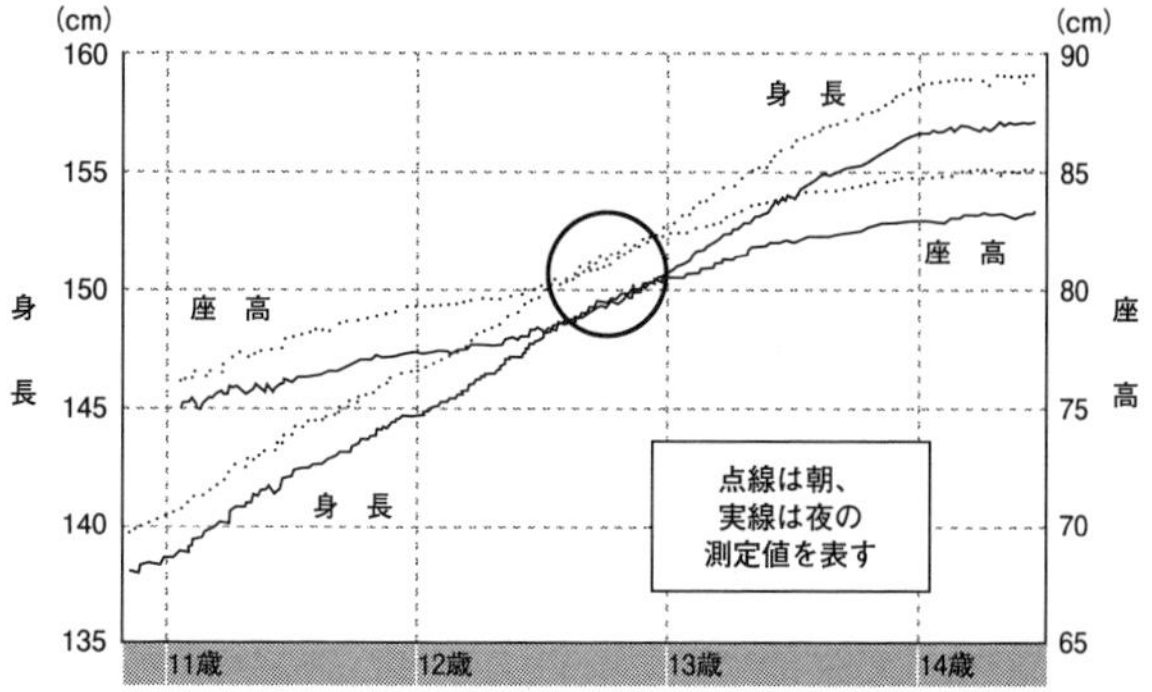

身長の伸びは、11歳半頃からスパートに入り、○の部分で座高が身長の伸びと一致。13歳頃を過ぎると座高が緩やかな伸びになり、足の伸びが身長を伸ばしていることがわかります。

になりますが、まだ身長は伸びています。すなわち足の伸びが身長に寄与しているのです。

こうして見ると、思春期の身長スパートにおいて、からだの上体と下体では伸びる時期が異なることがよくわかります。このように毎日測ったデータは世界でも少ないですが、ある程度頻繁に測定されたデータからも同じような結果が示されています。結論として、身長スパートは、まず足が伸び、次いで座高が伸び、最後にまた足が伸びて、やがて止まるといえるでしょう。もちろんこの順序にも例外はありますが、最後の足の伸びる期間が非常に大切、ということです。ところが近年は、最後の足が伸びるはずの時期に「足が伸びない」現象が顕著になっています。

左ページの表をご覧ください。男女共30年前の親世代より「身長に占める足の長さの割合」が減少しているのです。実際の数値としては、男子17歳で約1㎝縮んでいます。最後の足の伸びが見られなくなれば、最終身長に影響します。

身長はいつ止まるのか？

身長が止まる時期については、身長の伸びと同様で個人差がとても大きいのですが、成長曲線を見ればだいたいわかります。男女とも18歳付近ではほとんど伸びが見られません。一般的には、身長は思春期スパートで大きく伸びたあとは、次第にあまり伸びなくなり、18歳くらいで止まる（女子はもう少し早い）ということになります。しかし、20歳過ぎても伸びたという話をときどき耳にします。

本書ではすでに「早熟」と「晩熟」について記載しましたが、そもそも思春期に身長が伸び始める時期に個人差が見られます。早熟の場合、最初から背が高ければ最終身長も比較的高くなりますが、どちらかというと晩熟型の子どもに抜かされてしまうケースが多い

●今の子は胴長短足化が進んでいる！～身長に占める足の長さの割合の世代間の変化

(%)

年齢	男			女		
	平成27年度 A	昭和60年度 B (親の世代)	差 A－B	平成27年度 A	昭和60年度 B (親の世代)	差 A－B
5歳	44.0	43.4	0.6	44.0	43.4	0.6
6歳	44.4	44.0	0.4	44.2	44.1	0.1
7歳	44.8	44.6	0.2	44.7	44.5	0.2
8歳	45.2	45.0	0.2	45.1	45.0	0.1
9歳	45.6	45.5	0.1	45.5	45.5	0.0
10歳	46.1	46.0	0.1	45.9	45.8	0.1
11歳	46.5	46.4	0.1	46.0	46.0	0.0
12歳	46.7	46.7	0.0	45.9	45.9	0.0
13歳	46.7	46.9	－0.2	45.8	46.0	－0.2
14歳	46.6	46.9	－0.3	45.8	45.9	－0.1
15歳	46.3	46.7	－0.4	45.6	45.8	－0.2
16歳	46.2	46.6	－0.4	45.6	45.9	－0.3
17歳	46.0	46.7	－0.7	45.6	46.0	－0.4

平成27年度学校保健統計調査報告書「身長に占める足の長さ（身長から座高を引いたもの）の割合」のデータを基に構成

ということはすでに述べました。また、思春期に身長スパートが早く始まると、その伸び方は急激なことが多く、パーセンタイル基準線のレベルを1つか2つ越えてぐんぐん伸びます。でもそれは長く続かず、早期に止まってしまうことが多いことも記載しました（45ページ）。晩熟型は伸び始める時期が遅く、ゆっくり伸び始めて、しかも伸びる期間が長いので、まだ伸びているの？と思うくらい伸びることがあります。

それなら誰でも晩熟型になればよいのに、と思っても、そううまくはいかないのが発育というものです。ただ、もともとの資質を十分に発揮するための生活の仕方、というものはあります。それは第4章で解説しますが、ここでは身長が止まることについてもう少しお話ししたいと思います。

身長は、とにかく伸びがゼロになったら止まったということなのですが、日内変動（64ページ）があり、なかなかぴったり同じ値は出ないものです。ときにはマイナスになったりして何度も測り直すこともあるでしょう。また、少しでも前より高い値が出たら、伸びた！と思うかもしれません。そこで、多くの研究においては、1年間の伸びが1㎝未満になったときを止まったとしています。もちろんこの後もまた伸びが見られることもあり、まだ止まっていなかったという事例も見られます。

止まる時期の目安は、男子は声変わり、女子は初潮の発来

外見からそろそろ止まるかな、とわかるのは、男子なら声変わりをした後、女子であれば初潮が発来したあとに、徐々に伸びる量は減っていき、やがて止まる時期が訪れます。しかし、なかには、そこから10㎝以上伸びたという例も男女ともにありますから、これまた一概にはいえません。

一般的には、身長スパートが始まり、1～2年して最大発育期を迎えて大きく伸び、その後伸びが少し緩やかになった頃が、思春期（第二次性徴）が後半に入ってきた印です。ここからの身長の伸びは限られてくるのが普通です。

ただし、最大発育期の後の生活の仕方も重要で、睡眠不足などが続くとその後の身長の伸びに明らかに悪影響を与えますし、食事の内容や摂り方も重要です。さらに第5章で述べる運動の仕方も影響が大きいことから、「身長が伸びている時期の過ごし方によって、伸びる量も期間も違ってくる」ということになります。

骨端線（成長線）が残っていればまだ伸びる

身長がまだ伸びるのか、止まってしまったのかをはっきり知りたければ、骨端線（成長線ともいう）がまだ残っているのかどうか、レントゲンを撮って確認しなければなりません。

骨端線とは、骨が細胞分裂する成長軟骨層の部分がレントゲンを撮ると、線になって見えるもので、この骨端線が残っていれば、まだ身長が伸びる余地があるということになります。

私は研究のために、朝夜の1日2回を5年間、自分の娘二人の身長、体重、座高を測り続けていましたが、次女はとても協力的で、小学4年生から中学3年生になるまで、いつ大きくなるのかなぁと楽しみにして、おとなしく測らせてくれていました。ところが大きな身長スパートが見られず、年間6cm程度の伸びが続いていたので、私は「今に伸びる」「今にきっと大きくなるよ」と言って鼓舞し続けました。けれども中学3年生の初めに遅めの初潮が発来した後、伸びが止まってしまい、次女は、もう私にかまわないで！　と言って、測定しなくなってしまいました。

こんなことから高校時代は親子関係が悪くなり、身長も伸びないので内心とても心配していたのですが、大学生になって家を出て、夏休みに帰ってきたときに、あれ？　背が伸びている！　と思ったのです。次女も気をよくしていたので測らせてもらったところ、なんと3cmも伸びていました。ということは、骨端線は閉じていなかったのです。もしかして、精神的に大きなストレスがかかって身長の伸びがストップし、家から解放されたとたんに伸びたのかもしれません。恥ずかしながらこんな例もあるのです。

それでは、もし身長がまだ伸びるかどうかを確かめるには、レントゲンで骨端線を撮ってもらえばよいだろう、ということになりますが、病気でもないのにレントゲンを撮ってほしいというのは、かなり難しい注文です。どうしても知りたいのであれば、成長を専門とするクリニック等で相談してみてください。また、もしどこかケガをして整形外科でレントゲンを撮ったときなどに、骨端線のことを頭に入れておくと、ついでに確認することができると思います。ただし、この骨端線についても、無くなる時期はかなり個人差がありますし、レントゲン写真では消えていたはずなのに身長が明らかに伸びた、という話を聞くこともあります。

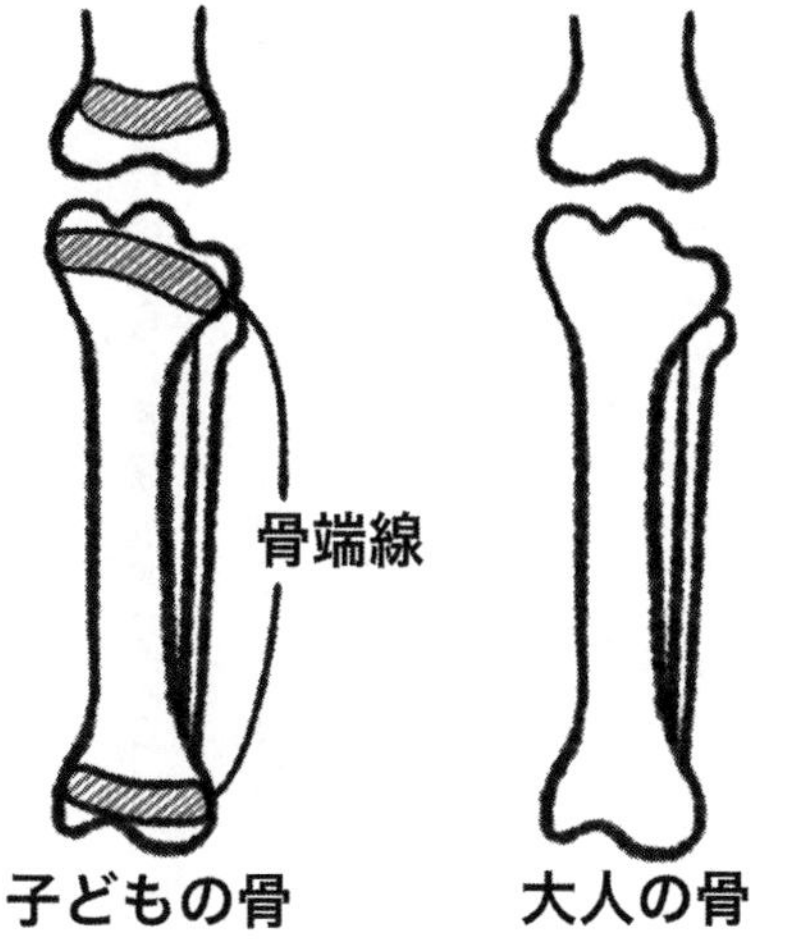

そうはいっても、20代半ばになっても身長が伸びているということは滅多に聞きません。もし1cm程度伸びたとすれば、日内変動によるものと思われます。いずれにせよ、何らかの異常がなければ、身長は一生

の前半で止まってしまいますから、伸びている時期を大切にすることの方が重要です。

発育に見られる規則的リズム

1 朝は夜よりも身長が高い〜日内変動

1日の中で朝と夜、どちらの方が身長は高いでしょうか？　という質問に、これまで読んでこられた方は、即座に朝と答えられますね。そうです。朝の方が夜よりも身長はかなり高くなるのです。しかしそれは30分もすると1㎝くらい縮んでしまいます。ただし完全に縮み終わるのは起床後4〜5時間経ってからです。

身長は朝高く夜低いというリズムを繰り返しています。これを身長の「日内変動」といいます。体温や血圧など、さまざまな生理現象に日内変動が見られます。身長の日内変動では、いったいどこがそんなに伸び縮みするのでしょう？

それは、一般的に座高と呼ばれるからだの上体です。座高を形成している主な部分は脊椎です。脊椎は、椎骨とよばれる骨が連結したもので、成人では合計で31〜32個になります。そして、この椎骨の間には、脊椎にかかる負担をやわらげるクッションの役割をする

●身長は朝は高く、夜は低いリズムを繰り返す

（日内変動の模式図・著者作成）

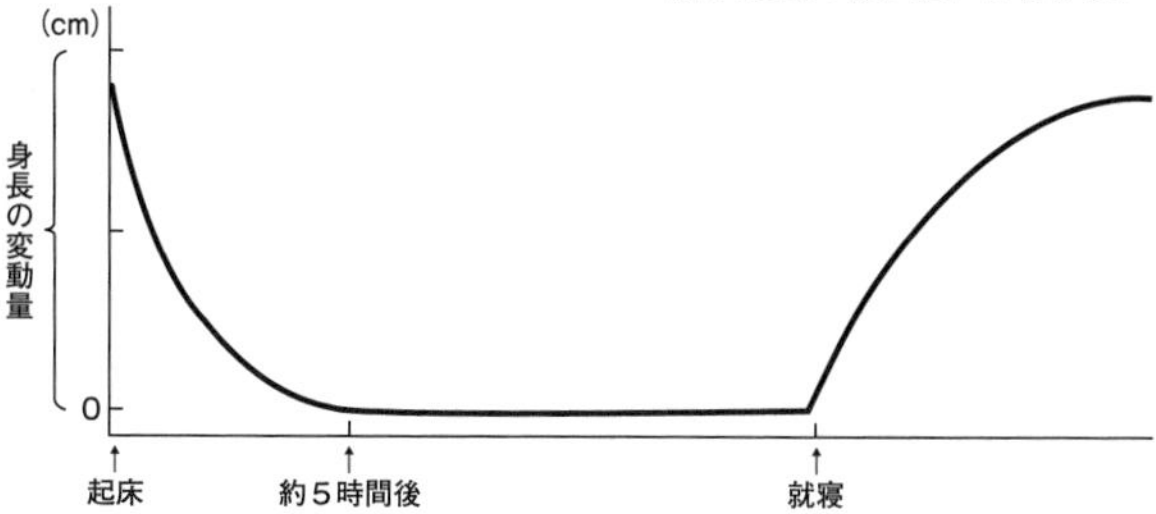

１日の中で身長が伸び縮みする変動量は、個人の身長や睡眠時間、発育段階にもよりますが、思春期ではだいたい1.5～2.0㎝程度です

椎間板《ついかんばん》があります。脊椎を曲げて動かすことができるのはこの椎間板のおかげですが、この柔らかい椎間板の部分が伸び縮みするのです。そして、椎間板は30個もあるのですから、１つずつの伸縮は少なくても、全体では目に見える量として「日内変動」を引き起こすというわけです。

私たちのからだは、いつも重力の影響を受けています。しかし、横になる就寝中には、脊椎の縦方向は重力の影響を受けずに済みますし、脊椎の湾曲も矯正されます。そのため朝起きた直後は身長が高くなりますが、すぐに体全体が重力を受け、特に頭の重さが加わって、夜間に伸びた脊椎は縮んでいきます。

2 身長・体重は週に2度増加する〜週内変動

世の中のさまざまな現象に「週内変動」といわれる1週間のリズムがあります。同様に、発育にも1週間のリズムが見られます。人間の本来の発育リズムは4日周期くらいといわれ、赤ちゃんがお乳を飲む量と比例する体重増加などが報告されています。しかし、4日ごとのリズムは人間社会の1週間のリズムに当てはまりません。保育園や幼稚園に通うようになり、また学校に入学すると、子どもの生活は成人と同様の1週間のリズムに組み込まれます。そのため、4日間のリズムは短縮されて、1週間に2回（週末と週半ば）、身長・体重がいつもより増加するリズムが見られるようになります。

左ページの図は、身長と体重の1週間のリズムを取り出したものです。実際の量ではないので、マイナスになっているピークがありますが、これも明確な波動です。子どもの身長・体重はこのように1週間に2回、増加するリズムが存在します。この被験者は週末に増えて週の半ばにも増加するリズムが見られます。その大きさは週末に比べてわずかですが、週半ばに週末と同程度の波動が見られる子もいますので、こうしたリズムを理解して、週の半ばと週末はちょっとリラックスする時間をつくるのも発育にはよいことです。

●子どもの身長・体重は１週間に２回増加する

子どもの身長の週内変動

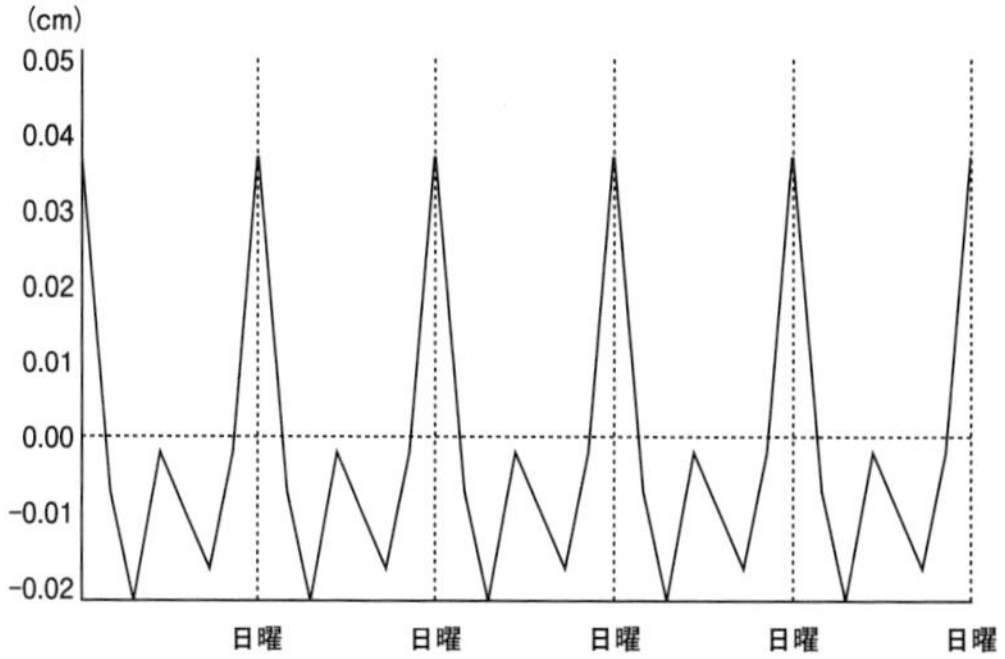

子どもの体重の週内変動

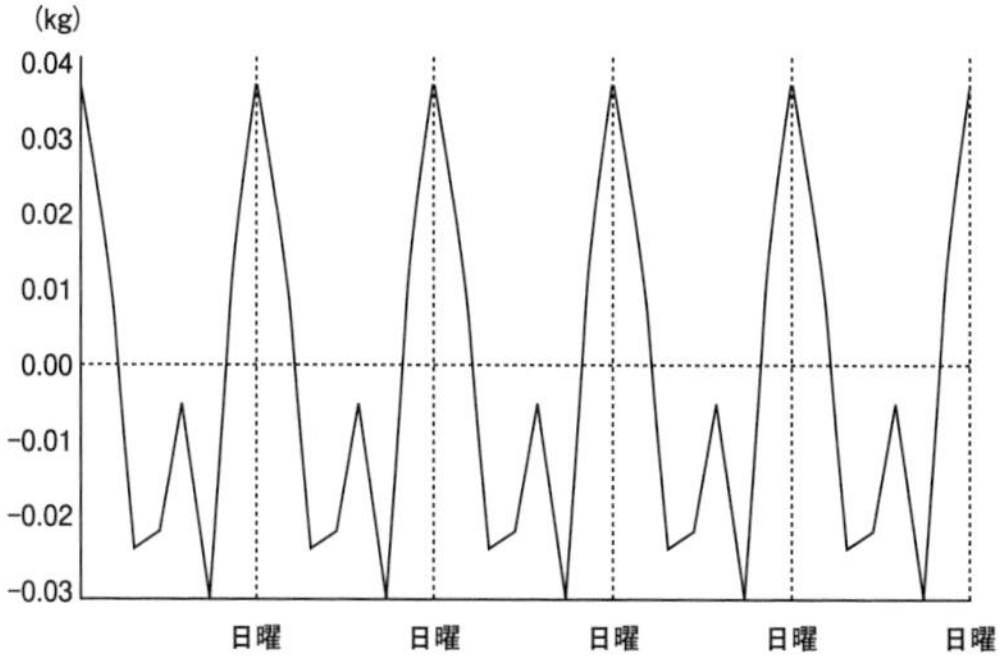

＊日曜と週半ばに増加するリズムを持つ子の例

3　身長は夏に伸び、体重は冬に増加する〜季節変動

日本のように四季のある国の子ども達の身長と体重の発育は、季節の影響を大きく受けています。これを季節変動といいます。

前述の週内変動は、週末と週半ばに発育が促進されましたが、1年という単位で見ると、身長・体重の発育は同時に促進されるのではなく、それぞれ増加する季節が異なり、独立した季節変動を持っています。北半球の温帯地域においては、身長は春から夏にかけて伸びが促進され、体重は秋から冬に増加し、夏はほとんど増えません。しかし、日本は南北に長いため、地域別に季節変動を調べていくと大きな特徴が見られます。

これは、札幌と東京の保育園児の身長・体重発育における季節変動を比較した研究や、旭川から石垣島までの幼児の身長・体重の季節変動を比較した研究があり、身長の季節依存性は北から南に行くに従って減少し、逆に体重の季節依存性が増すという結果が得られています。さらに詳しく調べると、南であっても北九州のように日本海側気候的な地域では身長の季節依存性の方が高いという結果が出ています。

●夏に体重が増えて肥満が促進された例

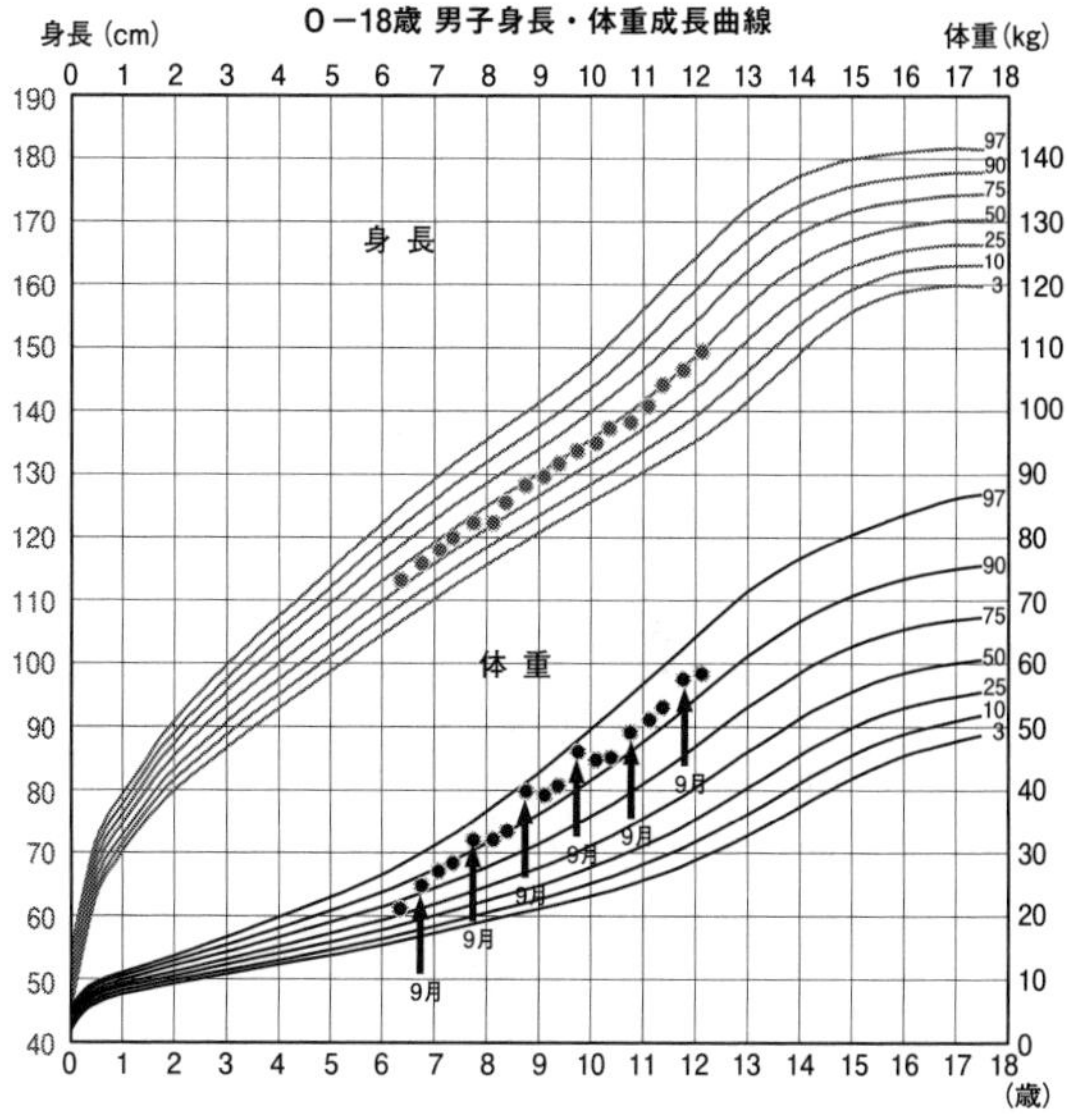

小学校入学時は、肥満でありませんでした。9月の夏休み明けに体重が増加し、その後毎年9月に増加するパターンが6年生まで続いて肥満傾向が進みました。9月の体重増加は夏休み中の増加であり、生活習慣が原因で正常な季節変動が乱されたと考えられます

現代は季節変動に反して「夏やせ」が減り「夏太り」が増加

このような季節変動の地域的な偏りは見られますが、北海道から沖縄まで共通することがあります。それは、夏の体重増加は異常な季節変動である、ということです。たとえ涼しいといわれる北海道でさえ、夏に体重が増加することが毎年続けば、肥満になります。ましてや、南の蒸し暑い地域で夏に体重が増加すると必ず肥満傾向が進みます。

ほとんどの動物にとって、蒸し暑い気候の中では食欲も落ち、動くことも苦痛になります。日本では「夏やせ」という言葉がありました。しかし、1970年代にルームエアコンが家庭に普及してきたおかげで、夏でも涼しく快適な環境で過ごせるようになりました。特に子ども達は、夏休みの間にルームエアコンのある屋内にいれば食欲も落ちず、起床時間も遅くなり、学校のある期間と比べて生活習慣が乱れます。このため、からだに脂肪が蓄積しやすくなり、そうした夏休みを何回か繰り返すと肥満になってしまいます。季節変動に逆らう生活習慣は、必ずからだによくないことになる、もちろん発育にとっても、ということを肝に銘じなければなりません。

第3章

〝異変〟に気づいたらどうするか

第1章と第2章で、成長曲線が子どもの心身の健康状態を如実に反映することを記載し、さらに発育の基礎知識もお伝えしました。次はいよいよ実践的に成長曲線を見ていきたいと思います。

本章では、いろいろな成長曲線に表れた事例を示しますので、何が読み取れるのかを知り、成長曲線の見方を身に付けていきましょう。

成長曲線をどのように解釈するかは、それほど難しいことではありません。成長曲線を見るときのポイントについては第1章にも記載しましたが、まず最も大事なことは、身長と体重の成長曲線が、パーセンタイル基準線のどれかにだいたい沿うように変化しているかどうかを確かめることです。急に上のレベルに上昇してしまったり、下の方に落ちてしまったり、あるいは上下するような状態が見られたときは要注意です。基準線1本程度なら問題ありませんが、レベルがどんどん変化してしまうようであれば、からだか心に何らかの問題があるのではないかと考え、子どもの様子に注目し、適切な対応をすることが必要です。

また、どちらかというと身長に関心が向けられてしまうかもしれませんが、身長と体重を切り離して考えることはできません。いくら身長が思い通りに伸びていても、体重がそれに見合う発育をしていなければ健全な発育とはいえませんし、体重の変動だけでもさまざまな心身の健康状態を語ってくれます。また、小さい子どもほど心とからだの状態が体重に反映されることもわかっています。

事例の前半は主に身長に注目し、後半は体重に注目したものを挙げましたが、実際には、身長と体重の両方を見ていくのだということも忘れないでいただきたいと思います。

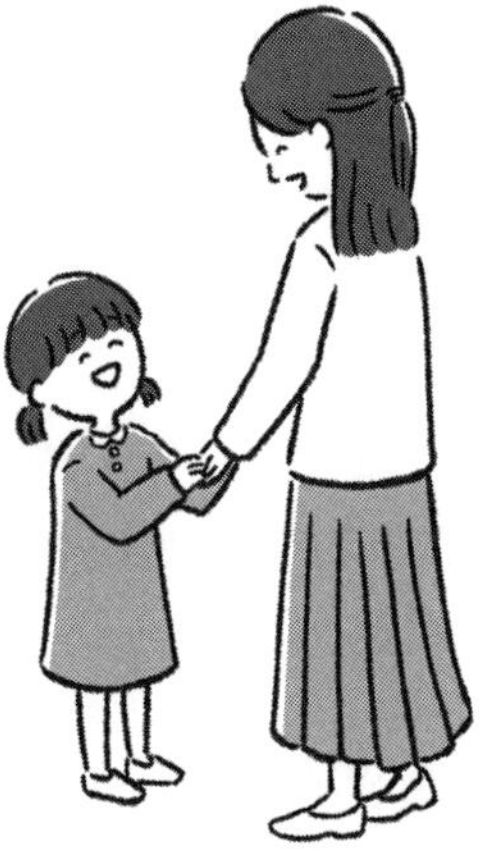

〈事例1〉「甲状腺肥大」で身長がストップした6年生女子

あるときまで順調に伸びていた身長が伸びなくなった、体重が増えなくなった、そんなときは何らかの疾患が疑われます。その一つに甲状腺異常があります。

左ページの図は、小学6年生女子のグラフです。5年生までは順調に身長が伸びていましたが、6年生の4月から伸びが悪くなりました。身長スパートが始まり、このままいけば25パーセンタイルの基準線に沿って伸び、150cm以上になる見込みがあるのに、142〜143cmのところで止まってしまったのです。

6月の内科健診で、学校医はこの子に対して甲状腺肥大を指摘し、養護教諭が疾病通知を出して病院を受診するよう保護者の方に伝えました。しかし、母親は、自身に甲状腺機能低下症があったことで「子どもは自分に似ている体質。別に気にすることはない」と勝手に体質的なものと判断し、受診をしませんでした。

養護教諭が心配して、3か月後の9月にまた測定したところ、やはり伸びていないことが確認されました。成長期で甲状腺異常があると、このまま身長が伸びなくなるので、ど

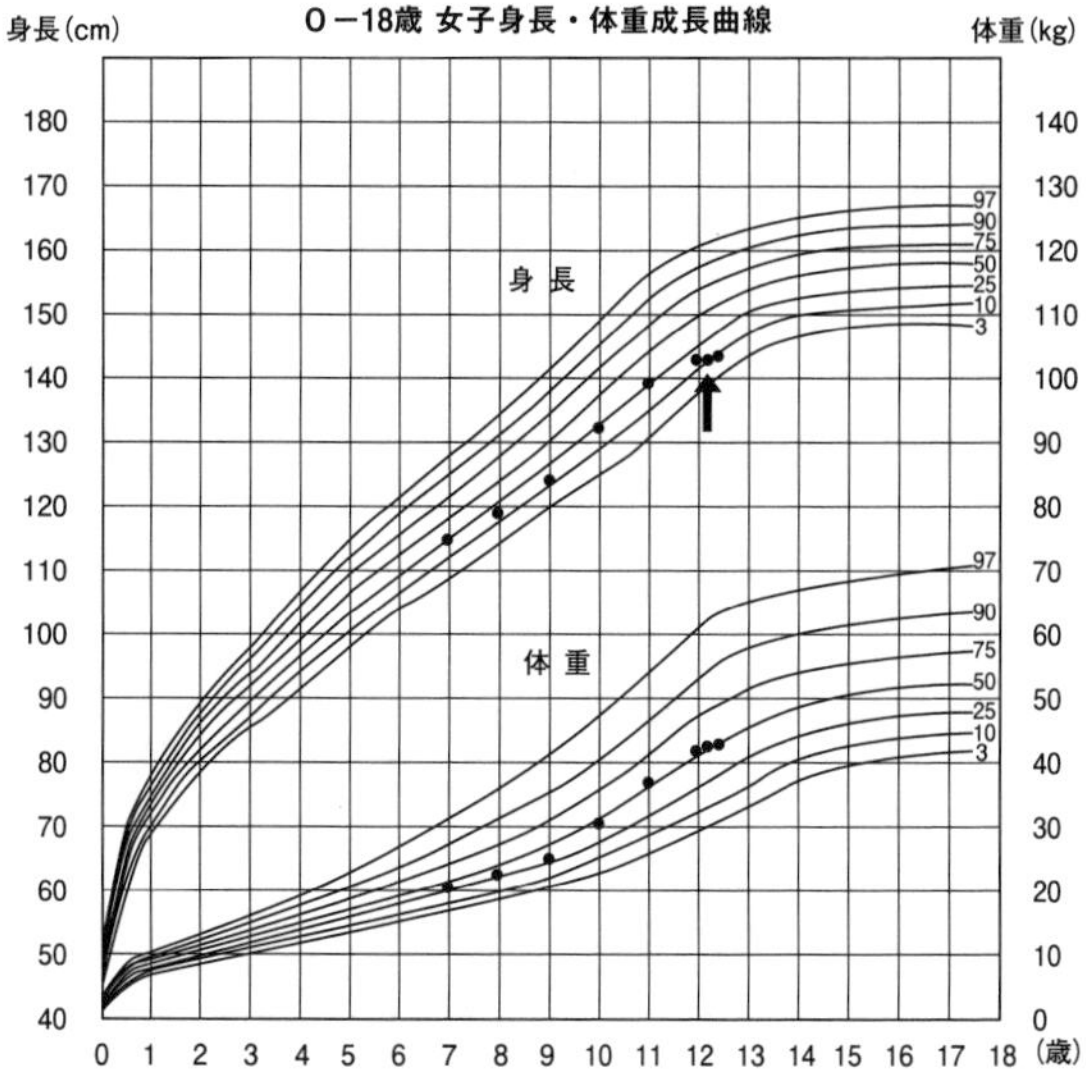

●順調に伸びていた身長が12歳から停滞した６年生女子

うか急いで受診してくださいと、養護教諭は保護者に再度、受診を促したのです。

そこで、ようやく医療機関を受診したところ、甲状腺機能低下症（橋本病）と診断され、その後、投薬等の治療で、なんとか150㎝台まで伸ばすことができました。医師によれば、早期発見できなければ、身長を伸ばすことは無理であった、ということでした。

〈事例2〉「運動のしすぎ」で身長が伸びない男子

適度な運動は発育にプラスになりますが、やりすぎはマイナスになります。第4章と第5章でくわしく説明しますが、骨が伸びる時期に、骨に負担をかける運動をすると身長が伸びなくなってしまいます。成長段階に合わせた適度な運動が望ましいのです。

左ページの図は、私が関わった、ある中高一貫校の男子のグラフです。中学校入学後の最初の健康診断で測った身長、体重を、小学校時代からのデータを入れて成長曲線を描いたところ、驚く結果となりました。

小学5年生から身長の伸びが異常に停滞していたからです。すぐに養護教諭に様子を聞いたところ、小学校のときはテニスの練習に夢中になっていた子どもであることがわかりました。運動のしすぎかもしれないし、もしかしたら病気かもしれない……。それからしばらく見守りましたが、特に兆候は見られません。元気もあるし、変わった様子もないということでした。

おそらくテニスの練習と受験勉強の両方で疲れがあって、身長が伸びなくなったのだろ

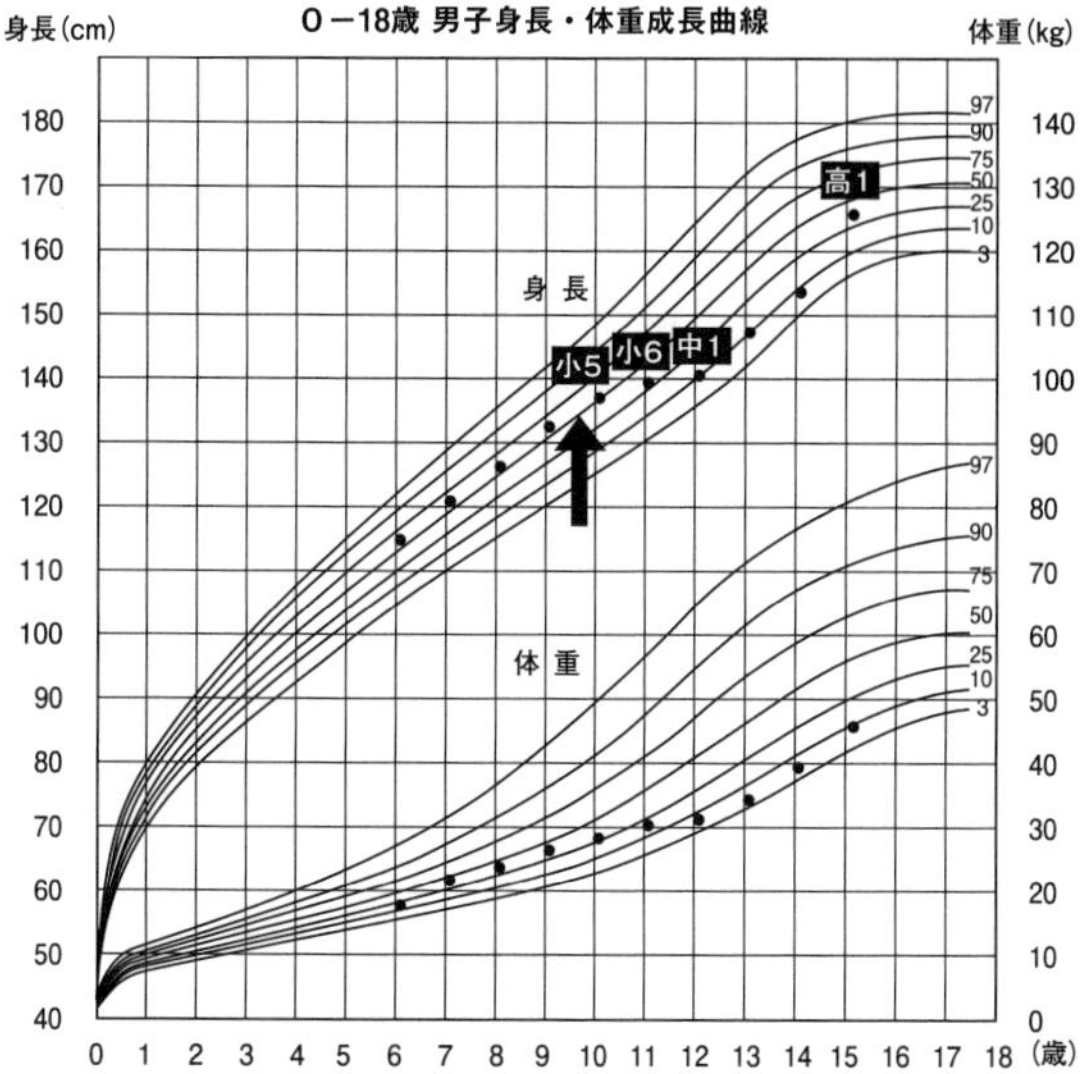

●5年生から身長の伸びが停滞した高1男子

うということで、テニスの練習量を少し減らしたそうです。その結果、身長スパートの時期に間に合い、無事に中学3年生頃からぐんぐん伸び始めました。そして、高校1年生になって測定値をプロットしたこの成長曲線を見て、本当によかったと胸をなでおろした次第です。

〈事例3〉身長、体重が急に止まった6年生男子。原因は脳腫瘍だった

「身長が伸びない」ことで、脳腫瘍などの病気が見つかることがあります。

左ページの図は、昔ある小学校の養護教諭が描いた小学6年生男子の成長曲線です。小さいながらも順調に発育してきましたが、10歳のところで身長も体重も止まる様子が見られます。異変に気付いた養護教諭が手描きで成長曲線を作成して、校長先生と一緒に保護者に話を聞くことにしました。

母親が言うには、「わがままなんです。私の作ったごはんは、においが変とか、味がおかしいとか、いろいろケチをつけて食べないんです。ですから身長なんて伸びませんよ」と、偏食で食べないから、身長や体重が止まっているのは当然のことと気にかけていませんでした。しかも以前、母親がかかりつけの内科で子どもを診てもらったけれど異常はなかったとも言い、学校側の心配に取り合うことはない様子でした。

しかし養護教諭は、ここまで順調に伸びてきた身長が急に止まってしまうのは通常の発育とは考えにくいので、この成長曲線を持って小児内分泌科を受診するように説得し、病

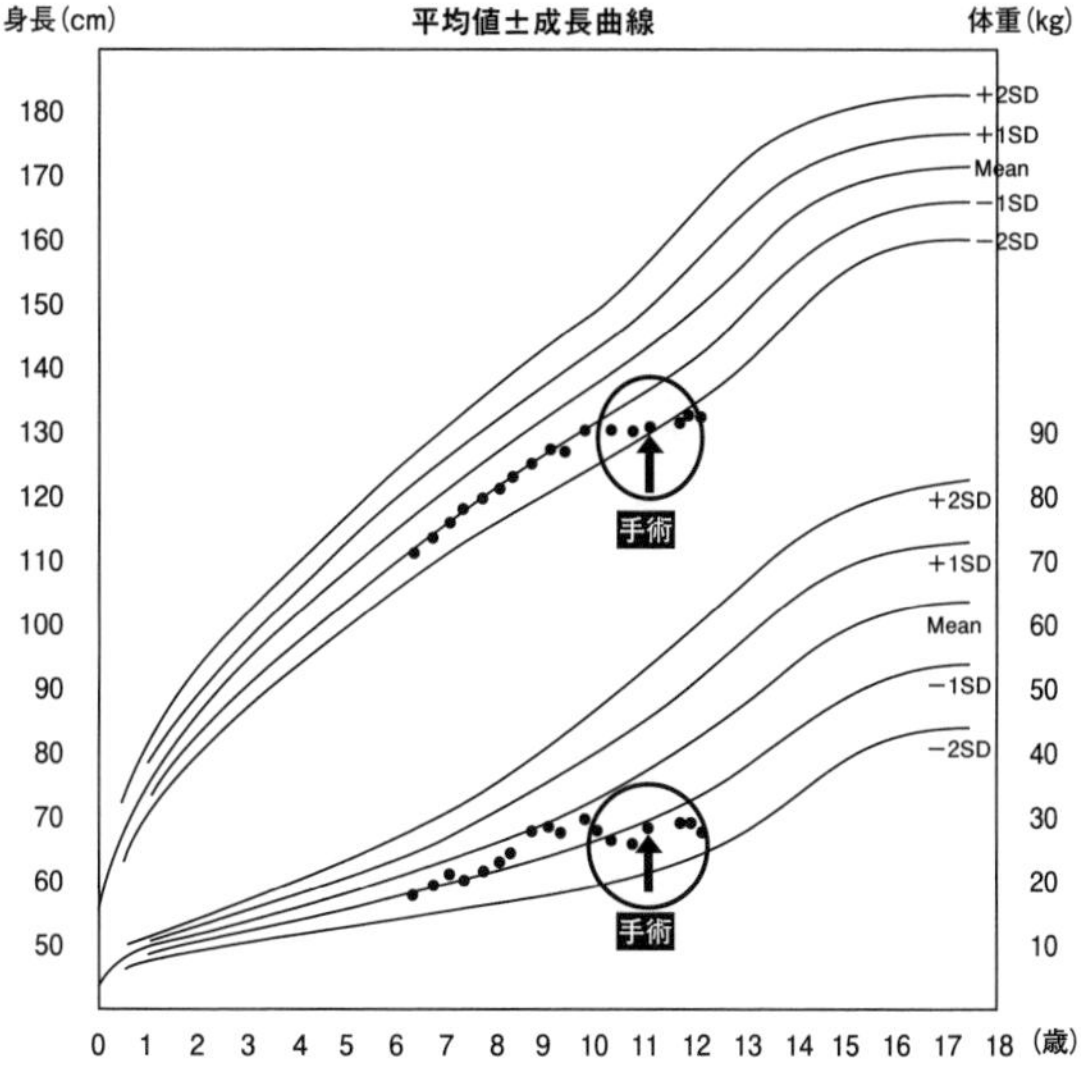

●10歳で身長も体重も停滞した６年生男子

院を紹介しました。

母親は半信半疑で、しぶしぶ受診させたところ、成長曲線を見た医師はすぐに検査を行い、成長ホルモンが分泌されていないことがわかりました。そして、その原因は脳腫瘍だったことも突き止められたのです。すぐに手術をして、その子は助かりました。

成長曲線を見て、養護教諭が異常に気づいたことがきっかけで、子どもの命が助かった事例です。

思春期早発症だと思ったら脳腫瘍だった

しかし脳腫瘍が原因で、急に身長が伸びることもあります。左ページの図は、6年生男子の成長曲線ですが、8歳頃から身長が伸び、体重が増え、そして声変わりして、ひげまで生えました。典型的な思春期早発症の症状です。

発育段階の早期に急激に発育する思春期早発症は、男女関係なく、程度の差はあるもののそれほど珍しくない病気です。たまたま身長スパートが早く訪れただけということもありますが、そういう場合は、女子であれば3年生の終わりから4年生の初め頃に初潮が来て、そのうち身長が止まり、150㎝に満たなかったというケースも多いのです。もし心配ならかかりつけの小児科に相談し、小児内分泌科を紹介してもらうとよいでしょう。

思春期早発症は外見の変化でわかるので、この男子の場合も親が驚いて、病院に連れて行ったところ、実は脳腫瘍ができていたために、成長ホルモンや性ホルモンが過剰に分泌されていたことがわかりました。そのせいで身長や体重が急激に増えて、第二次性徴も起こっていたのです。その後、手術をして元気に学校に行けるようになりました。

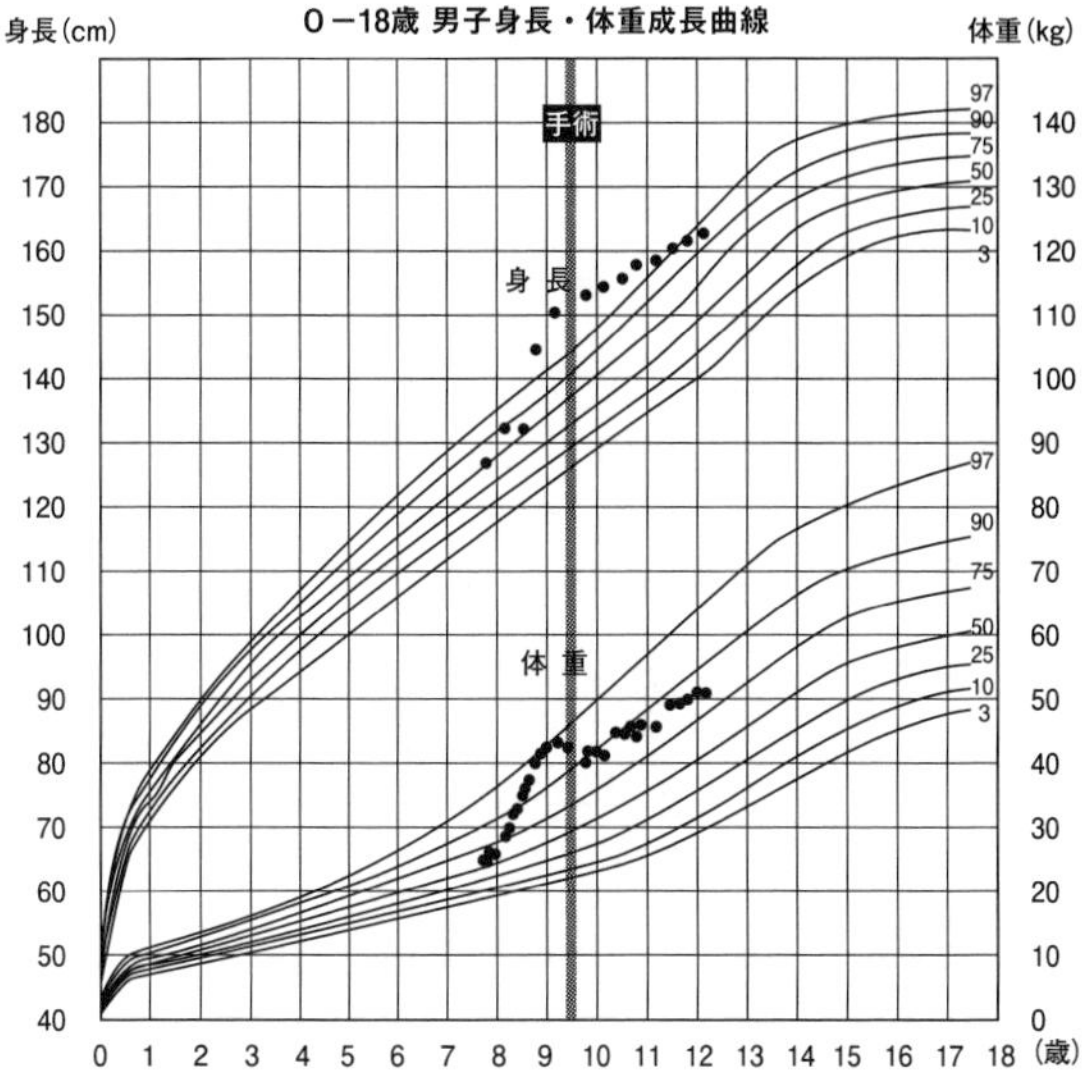

●8歳頃から身長スパートが始まり、体重も急増した6年生男子

〈事例4〉「虐待」で体重が増えない5歳女子・6歳男子

幼児の成長曲線から、虐待が判明することがあります。

左ページの上の図は5歳女子の成長曲線ですが、3パーセンタイル基準線を下回る低身長で、体重も低いレベルで推移しています。一方、下の図の6歳男子は、身長、体重ともにパーセンタイル基準線にほぼ沿って発育していましたが、5歳を過ぎたあたりから体重が増えていません。この二つのグラフの共通点は、途中でストンと体重が減少しているところです。女子は5歳になる前、男子は5歳の後半で、体重がいきなり下に落ちています。

この二人は、それぞれ保護者は違いますが、どちらも親自身の育児能力に問題があるハイリスクの保護者であることは保育園でも把握されていました。

こうした保護者は突然、子どもに食事を与えなくなります。いわゆるネグレクトといわれる虐待の一つで、子どもの体重はストンと落ちます。そこで保育園は行政に連絡し、行政が介入して一時的に子どもを保護します。そして、保護者がきちんと食事を与えられる状態になったことが確認できると家庭に戻します。一方、保育園では、子どもの体重が増

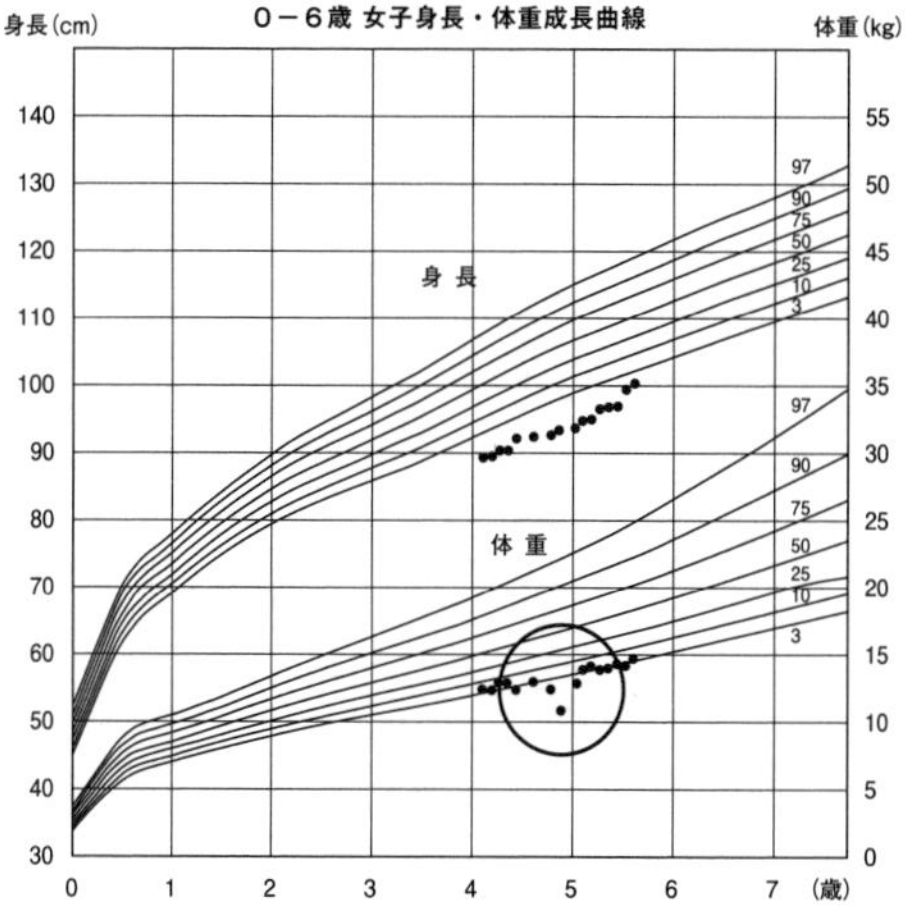

●5歳になる直前に急激に体重が落ちた女子

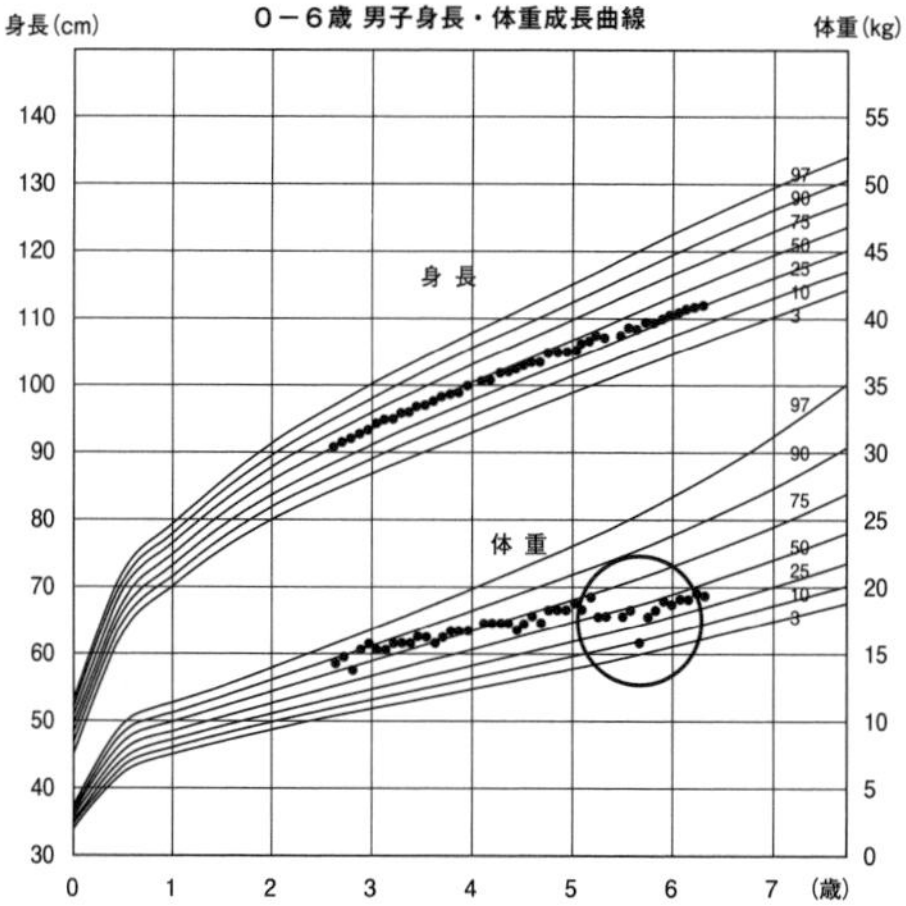

●5歳の後半で急激に体重が落ちた男子

えることを成長曲線から確認するのです。

子どもが小さければ小さいほど、異常はすぐに体重に表れます。小さいうちは特に体重をよく観察することで、虐待などの早期発見にもつながるのです。

ただ、虐待や暴力などを受けて身の危険を感じると、子どもは早く成長しようとすることもわかっています。それこそ思春期早発症のように、小学1～2年生くらいから大きくなって、6年生で止まってしまうということも起きるのです。また身長は伸びて止まったけれど、体重は大きく上下に揺れているということも起こります。

愛情遮断性小人症で低身長に

子どもが親からの愛情を感じることができず、精神的ストレスが大きくなると、それが原因で成長ホルモンが分泌されにくくなり、睡眠が阻害されたり、食欲がなくなったりして発育遅延を起こすことがあります。

虐待などの極端な場合でなくても、親が非常に教育熱心で、成績のことばかりを気にして子どもを叱責していたり、両親の不仲を子どもが思い悩んだりすることでも起こり得ます。子どもは親からの愛情を感じることができず、大きくなれないのです。こういったケースは「愛情遮断性小人症」と診断されることがあります。

〈事例5〉「震災のトラウマ」で体重が大きく変動した6年生男子

子どもは、心に大きなショックを受けると、体重が激しく変動します。1995（平成7）年の阪神・淡路大震災で大きな被害を受けた兵庫県のある小学校では、体重測定を毎月行っていました。特に体重の上下動の激しかった事例が、左ページの図の小学6年生の男子です。

この子どもは4年生の1月に震災に遭い、家が全壊し、母親が亡くなりました。体重の差を表した下のグラフを見ると、震災の後から鋭いピークが上がったり下がったりしています。震災前の変動と比較すると波形が全く異なるのがよくわかります。結局、卒業する6年生まで、体重の上下動がおさまることはありませんでした。やはりPTSD（心的外傷後ストレス障害）は長く続くのです。成長曲線が、子どもたちの心の内を雄弁に語っている事例です。

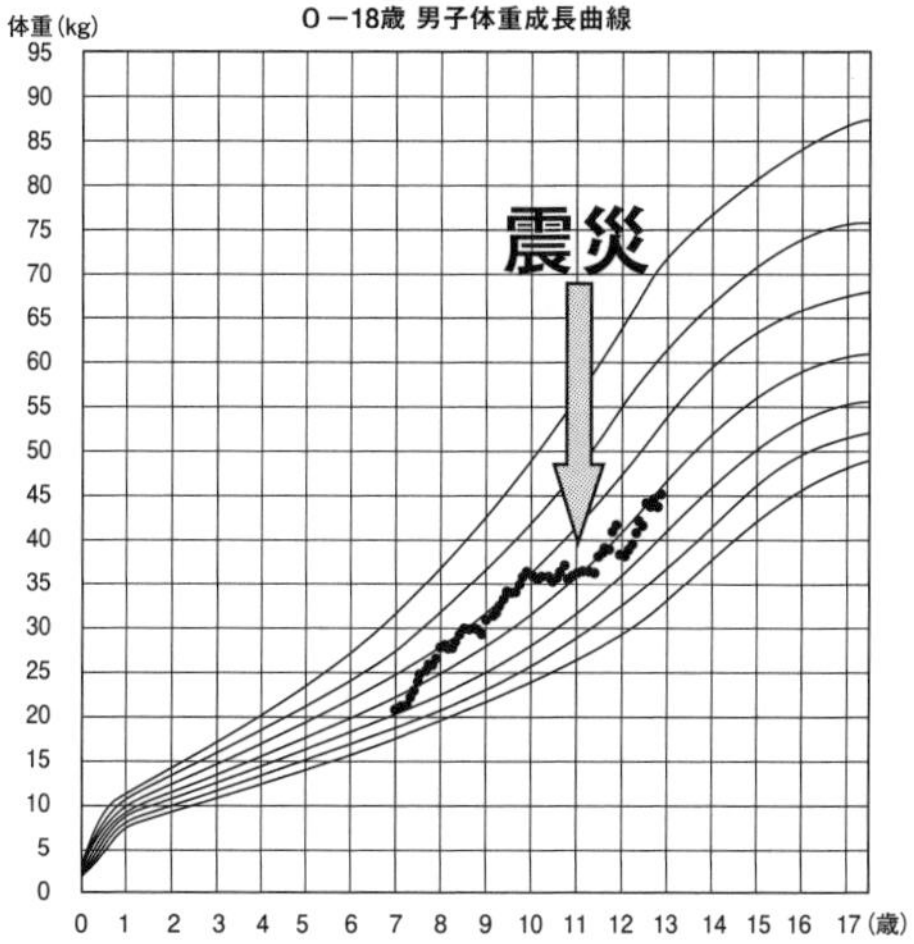

●1995年の阪神・淡路大震災で大きな被害を受けた児童の体重

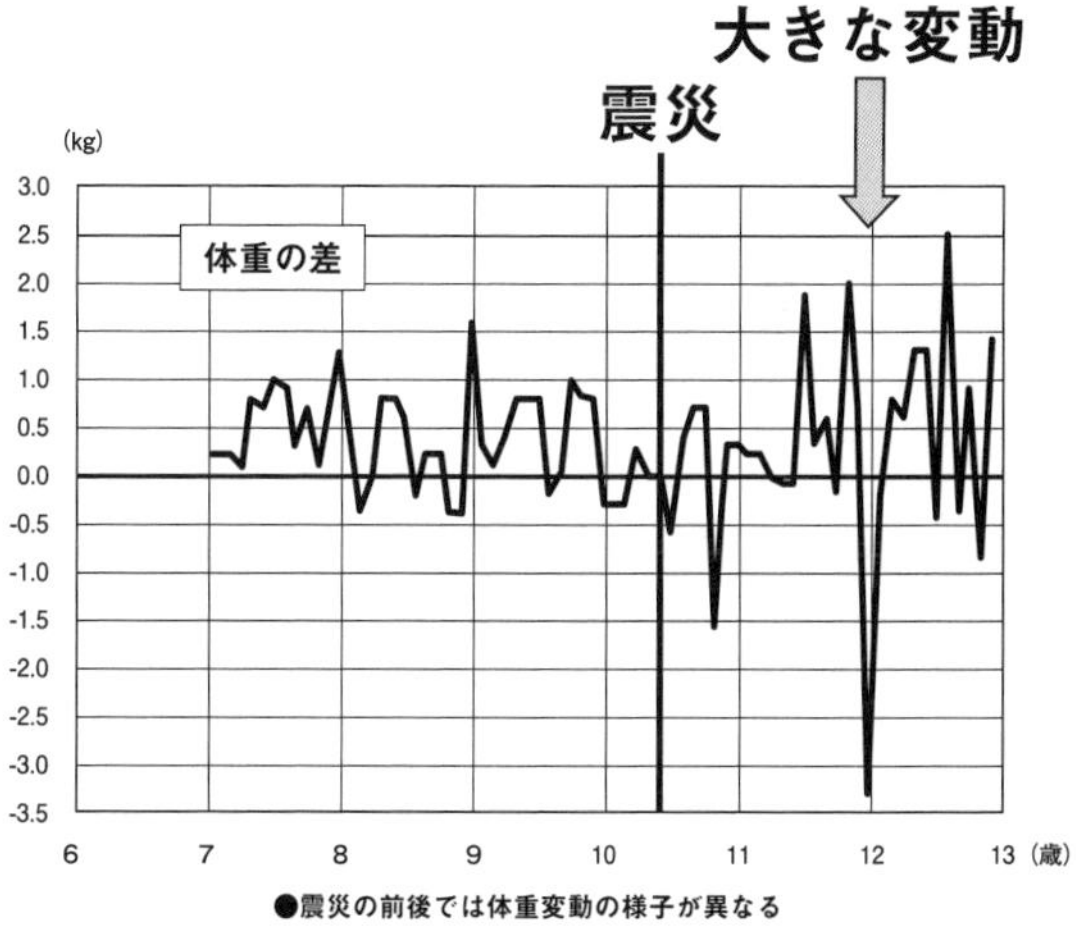

●震災の前後では体重変動の様子が異なる

〈事例6〉「いじめ」で体重が大きく変動した女子中学生

子どもは精神的な悩みを抱えると、体重が大きく変動することは、先の事例でも説明した通りです。左ページの図は、学校でいじめにあっていた女子の中学1年生から高校3年生までのグラフです。

これは、以前私が研究を行っていた、1学年3クラスしかない小規模な中高一貫校の事例です。3か月に一度、中学校に入学した学年を対象に身長、体重を測定していましたが、この女子は、中学1年生から身長が全く伸びず、体重は増えたり減ったりと大きく変動していました。

最初にこのグラフを見たときは、ダイエットをして体重を落とそうとしているのかな、と考えました。一度下がると、また上がる。ストンと落ちるわけではないので、そこまで深刻にとらえていませんでしたが、中学3年生になっても変動が続くので、さすがにこれはちょっとおかしいと思い養護教諭に相談しました。

養護教諭は、すぐに全教職員に呼びかけ、教職員間で情報を共有し、本人にも詳しく話

０－18歳 女子身長・体重成長曲線

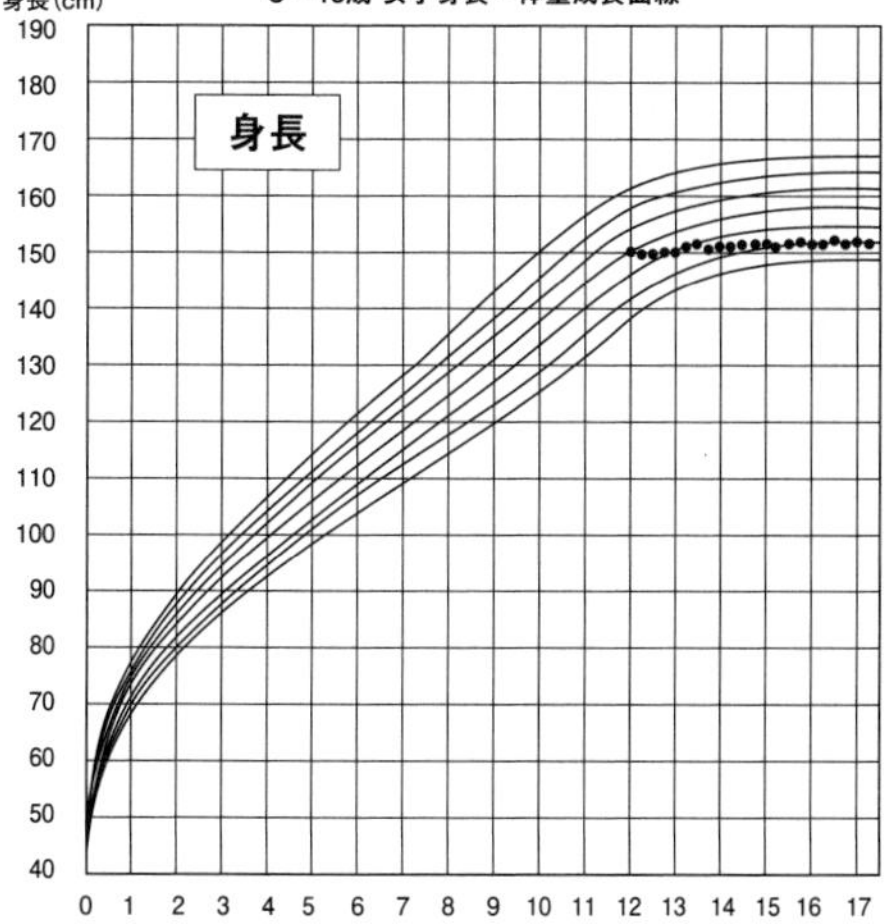

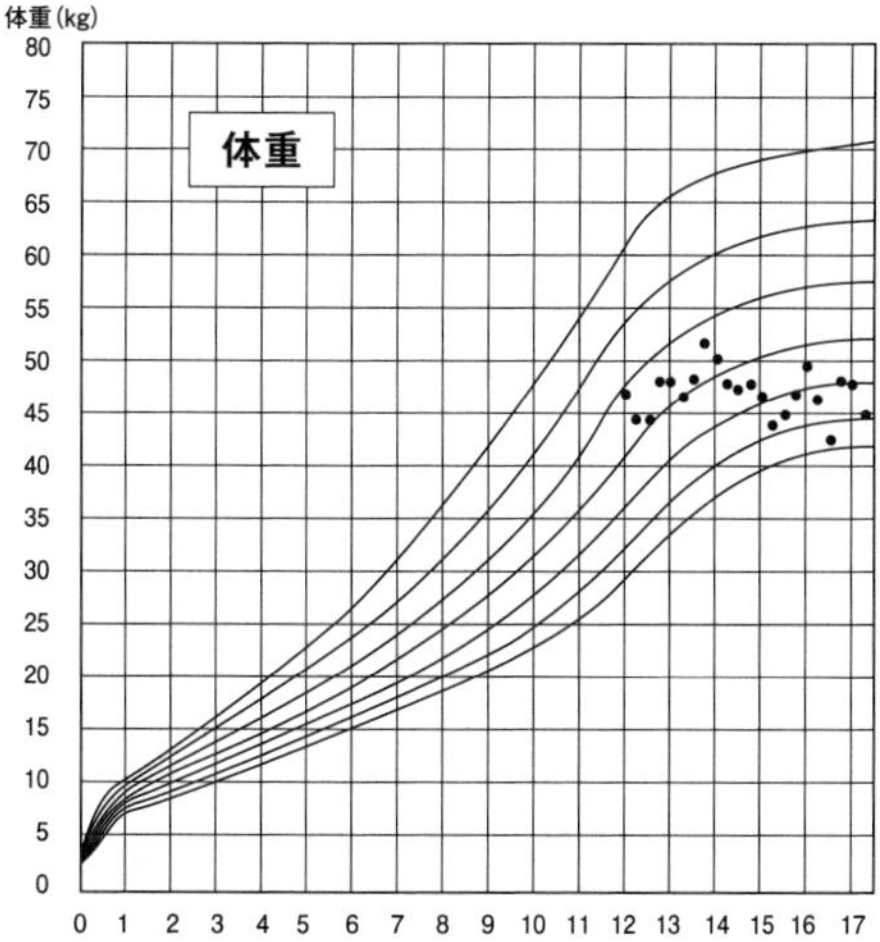

●いじめにあっていた女子（中１～高３）の身長と体重

を聞いたところ、その女子は1年生のときから、クラスにいたボス的な存在の女子を中心に、クラスの女子全員からいじめを受けていたことがわかりました。

例えば、みんなにお土産をあげるのに、その子にだけあげない、好きなアイドルの写真をみんなに見せて、その子にだけ見せないなど、ボス的な存在の子からチクチクした陰湿ないじめを受け続けていました。クラスの子達も、自分がいじめられるのが怖いという理由で従っていたのか、いつものけものにされていたのです。

そこで先生方は連携し、クラス替えをするなど対応しましたが、彼女自身が受けた傷はすぐには癒えませんでした。やがて保健室登校になりましたが、養護教諭の支えもあって卒業することができました。精神状態がこれほど体重に表れるのかと、私自身が初めて知った事例でした。

その後、私がそのクラス全員の体重変動のグラフを描いて養護教諭に見ていただいたところ、保健室によく来る生徒は、体重の変動の大きい子が多いことがわかりました。もともと体重には日内変動（64〜65ページ）や季節変動（68〜69ページ）がありますが、元気な子はそれでリズムが崩れることはありません。保健室によく来る生徒は、リズムが崩れていると思われる子達でした。

ちなみに、先ほどのいじめの中心になっていた女子も、体重の大きな上下動がありました。その子の心の中にも何かあったのでしょう。体重が大きく変動する子は、背景は違えど、心の中に抱えているものがあると思って間違いありません。

体重の変動は見た目にもわかりますが、保護者が成長曲線に気を配っていれば、子どもが何かしら問題を抱えていることに早く気づくことができると思います。

〈事例7〉「急激な家庭環境の変化」で体重減少の5歳男子

小さな子どもでも心に悩みがあると、体重が減ったり、脱毛したり、外見に表れます。左ページの図は、5歳男子の体重の成長曲線です。4歳で保育園に入園し、食欲があって、よく食べるけれど、太らない。体重が減少し、脱毛も激しくなりました。

家庭の背景を聞いてみると、3歳で両親が離婚し、3歳半過ぎから脱毛が始まっていました。脱毛は保育園に入ってからも進み、その後髪の毛がすべて抜けて、お坊さんのようなつるつる頭になったそうです。

親の離婚がもたらした変化が、子どもながらに心の傷になって表れたのでは、というのが保育士の推察です。今後保育園で成長曲線を描きながら、職員全員で成長を見守り続けることになりました。

幼児は、なかなか言葉で心の内を伝えることはできませんが、成長曲線を見れば、子どもの心の健康状況が推察できます。場合によっては、保育園で記録した成長曲線を小学校に申し送り、継続観察をすることが必要だと思います。

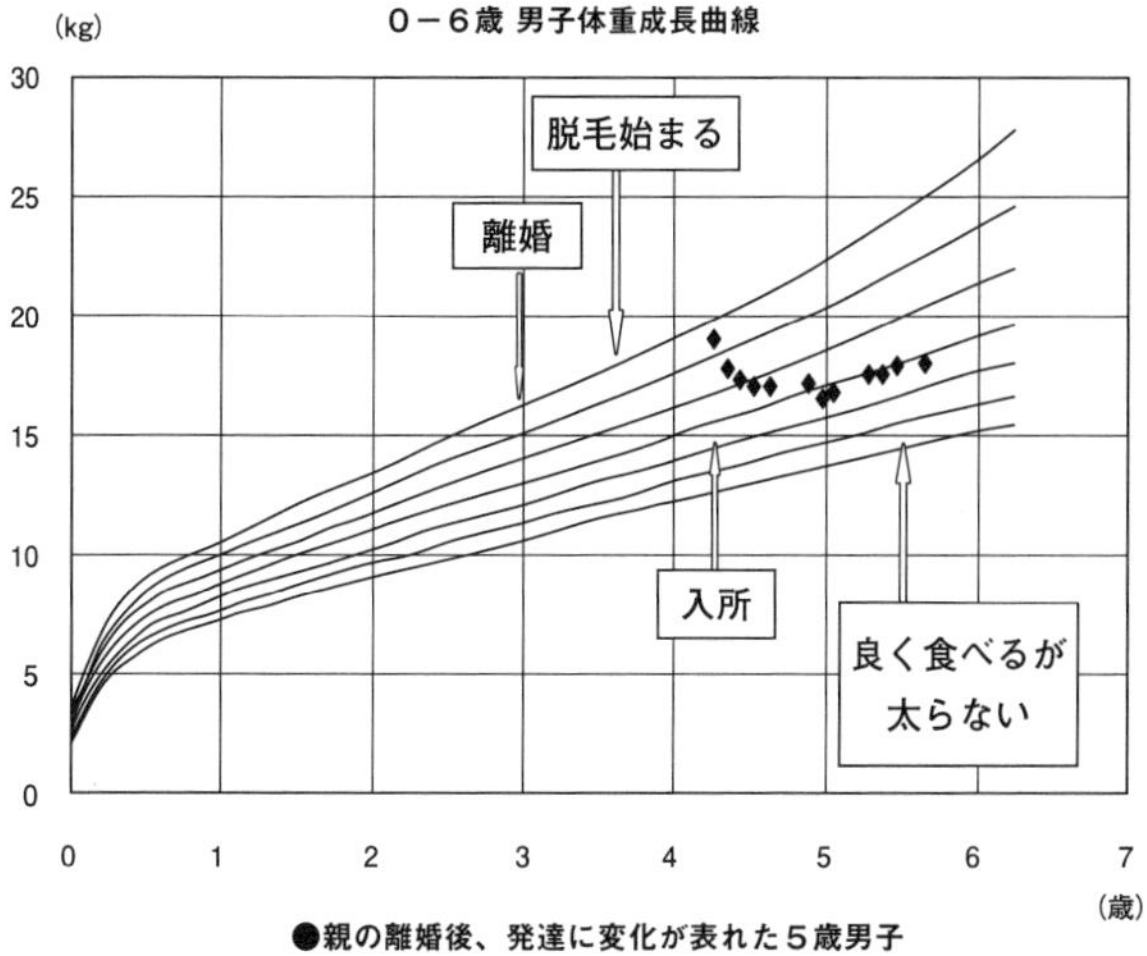

●親の離婚後、発達に変化が表れた５歳男子

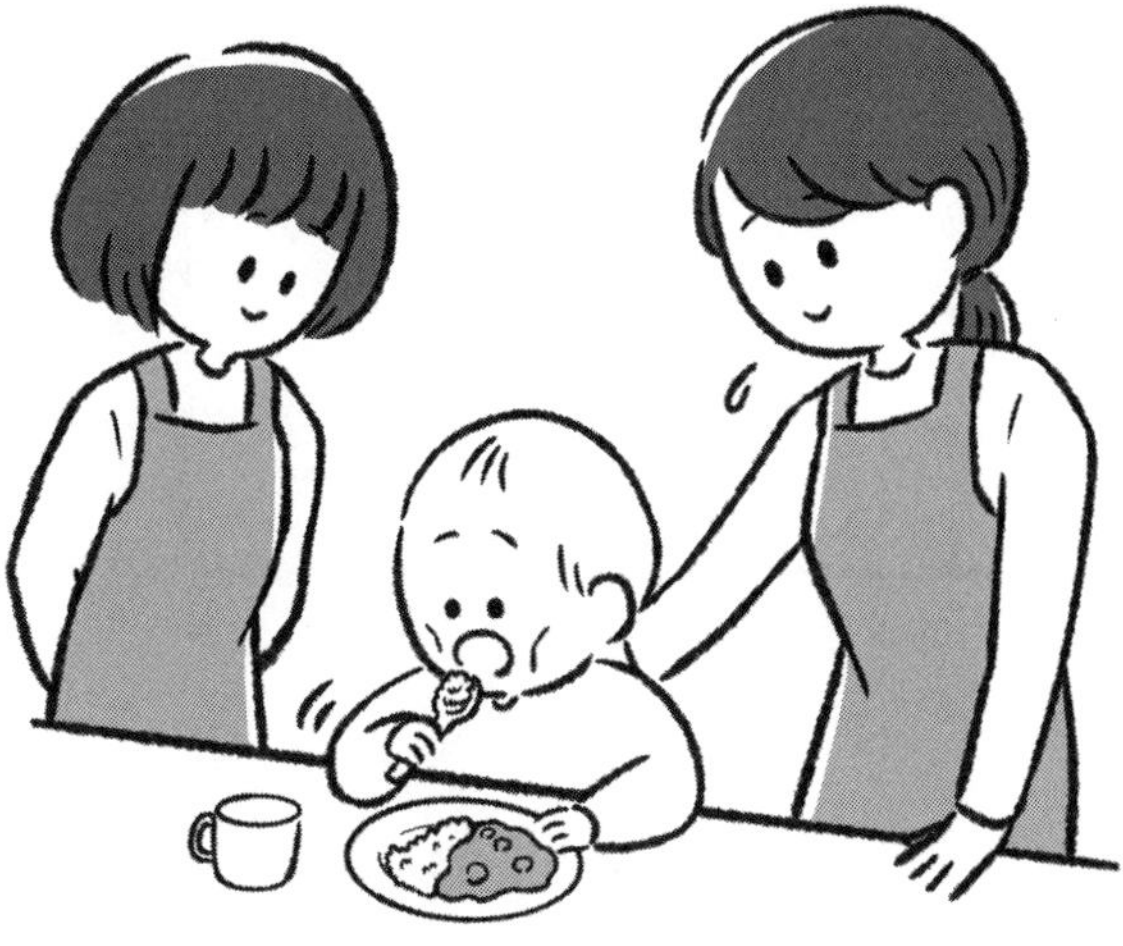

〈事例8〉「摂食障害」で体重が急激に減った6年生女子

順調に増えていた体重が、あるときストンと落ちた場合は、命に関わる病気である可能性があります。「摂食障害」もその一つです。

戦後、日本は豊かになり、1970年代頃からルームエアコンが家庭に導入されて、夏も涼しく過ごせるようになりました。おかげで夏やせもしなくなるかわりに、この時代の子どもの発育において、「肥満」が問題となってきました。ところが1990年代頃になると、「やせ」が増え始めたのです。「やせている方がカッコいい」という価値観の影響だと考えられます。

やせている原因が摂食障害であれば、突然亡くなることもあります。命に直結することから、学校ではやせを防がなくてはいけないという保健指導に変わってきました。新型コロナウイルス以前の学校保健統計調査によれば、高学年のやせの小学生は全国平均で2〜3％程度です。

左ページの図は、ある小学校の養護教諭から提供された、小学6年生の女子の成長曲線

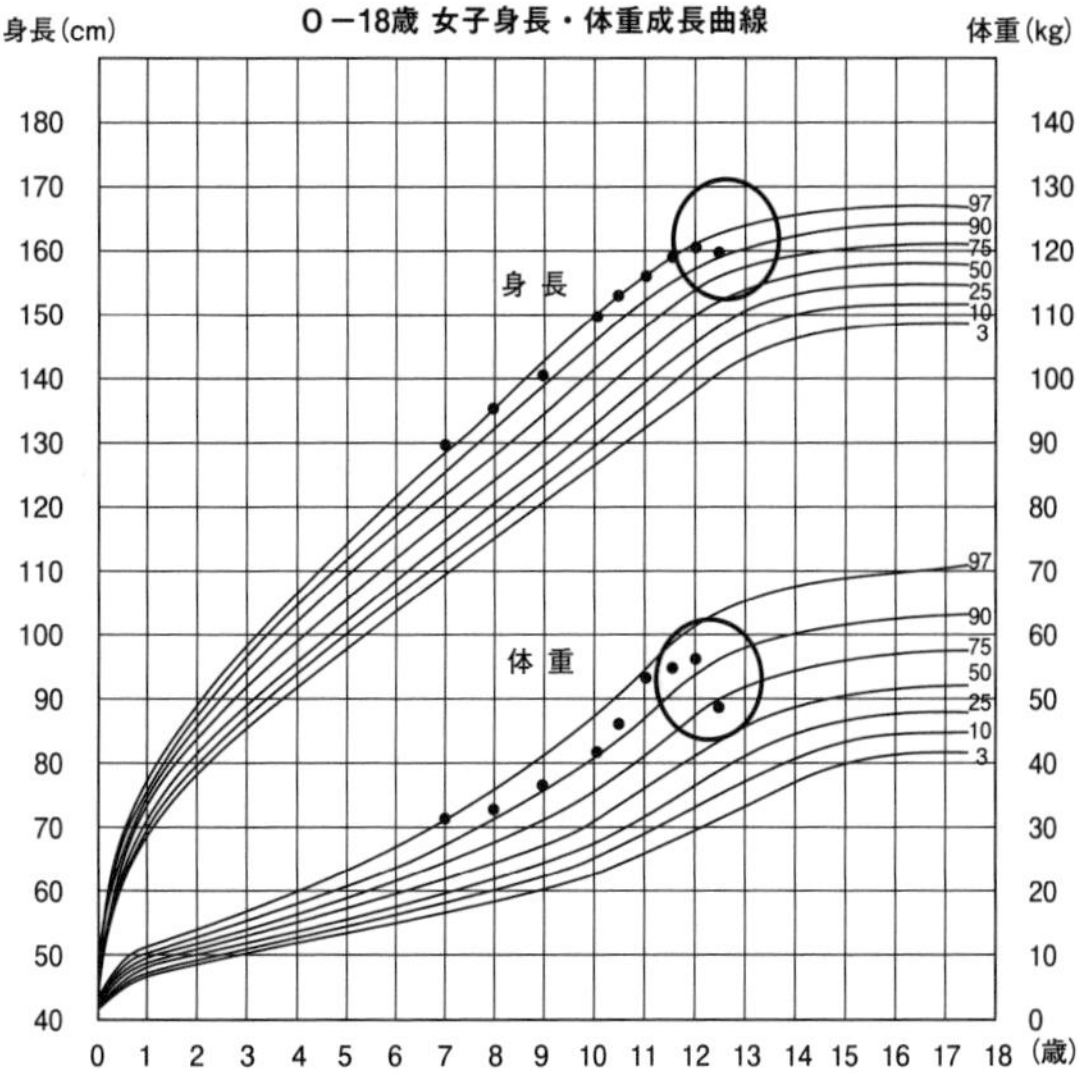

●12歳半で急に体重が落ち、身長も止まった女子

です。これまで順調に発育していたのに、新学期が始まって身体測定でその子を見たら急にやせていて弱々しい感じがしました。そこですぐに成長曲線を描いてみると、12歳半のところで、いきなり体重がストンと落ちていました。身長も伸びていません。栄養が不十分であると骨も発育しませんから、身長も止まってしまうのです。

養護教諭は保護者に知らせ、保護者がこの成長曲線を持って受診させたところ、摂食障害の診断が下り、治療となりました。その後は養護教諭の指導もあって、身長に見合った体重を維持するようになったそうです。

　このように意図的に食事を抑えてやせるのは、体重がストンと落ちますが、そのままにしておくと落ち続けて、閾値を超えてしまうことがあります。2～3か月という短期間に6～7kg、ときには10kgも落ちることがあり、倒れる寸前まで体重が減ってしまうこともあるのです。

　摂食障害は、大きく拒食症（神経性食欲不振症）と過食症（神経性大食症）に分けられますが、場合によっては拒食症と過食症を繰り返します。

　周囲から見るとやせすぎているのに、本人はちょっとでも体重が増えると醜い

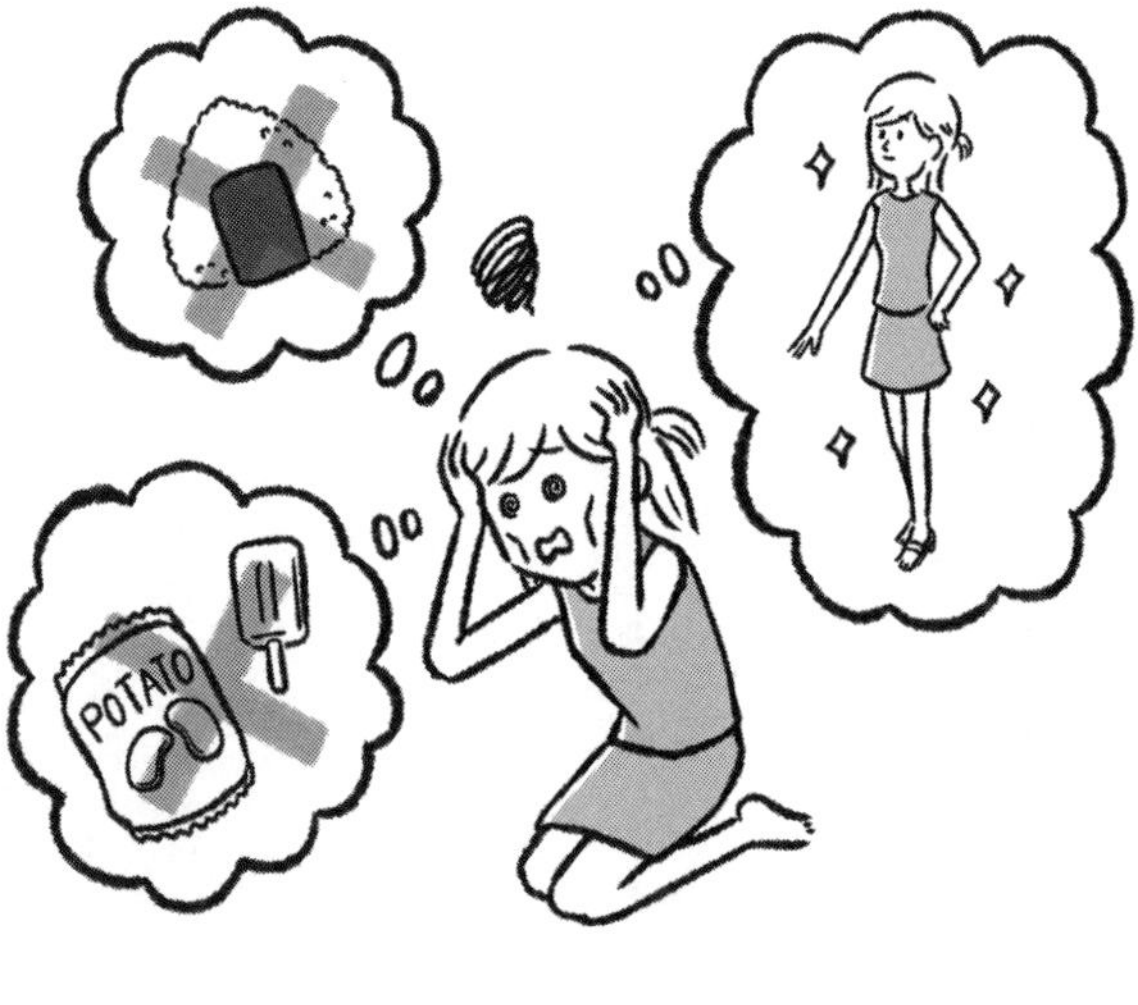

と思い込み、食べたものを吐く。そういうことを繰り返していると、脳が正常に働かなくなり、正しい判断ができなくなってしまいます。

摂食障害の原因は、さまざま考えられますが、成長曲線をつけることが早期発見と解決の近道になることは、この事例からもわかります。

〈事例9〉「小学生で高度肥満」の子は、乳幼児期から「肥満」

コロナ禍で子どもの肥満が増えたといわれます。子どもの肥満は、保護者の方も気になるところでしょう。実は小学生で「肥満度」（118ページ）が50％を超える高度肥満の子は、3歳の時点で肥満であり、さらに3歳以前から発症していることが研究結果からわかっています。

関東地方のA市の話です。保育園と学校が連携しながら継続的に子どもの発育を見守っていましたが、A市の小学生の高度肥満の子の割合が全体の10％超と非常に高い状態でした。なぜこんなに多いのか調べてほしいという依頼を受けて調査に着手しました。

左ページの図は、小学4年生の男子の成長曲線ですが、さかのぼると小学校入学の7歳時点でも、3歳時点でも肥満です。さらにさかのぼると、1歳過ぎですでに肥満であることもわかります。そして、高度肥満の小学生には、このような経過を辿っている子どもが多いことも把握しました。つまり肥満は、乳幼児期から始まり、それが改善されずに小学生に持ち越して、やがて高度肥満になる確率が高いということです。

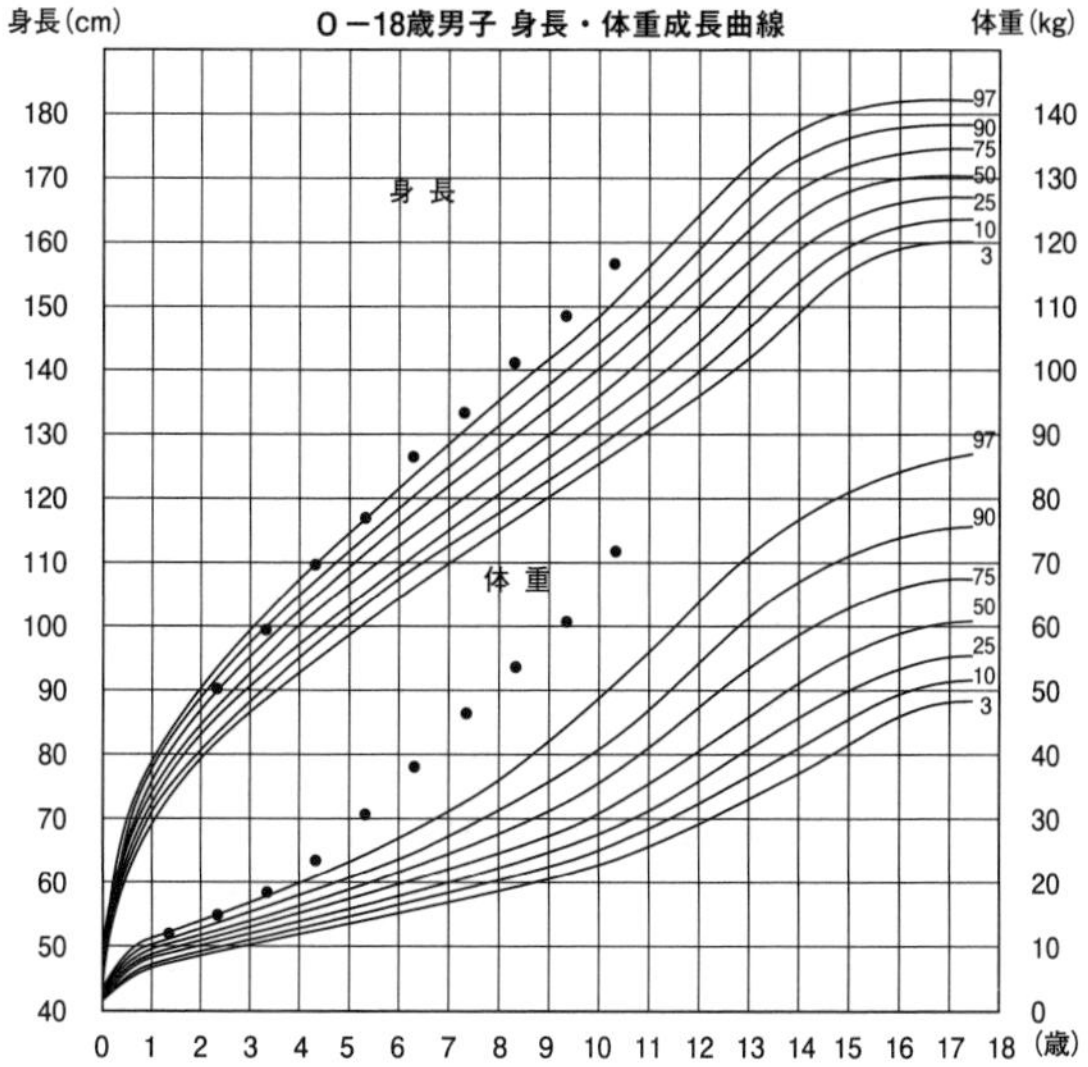

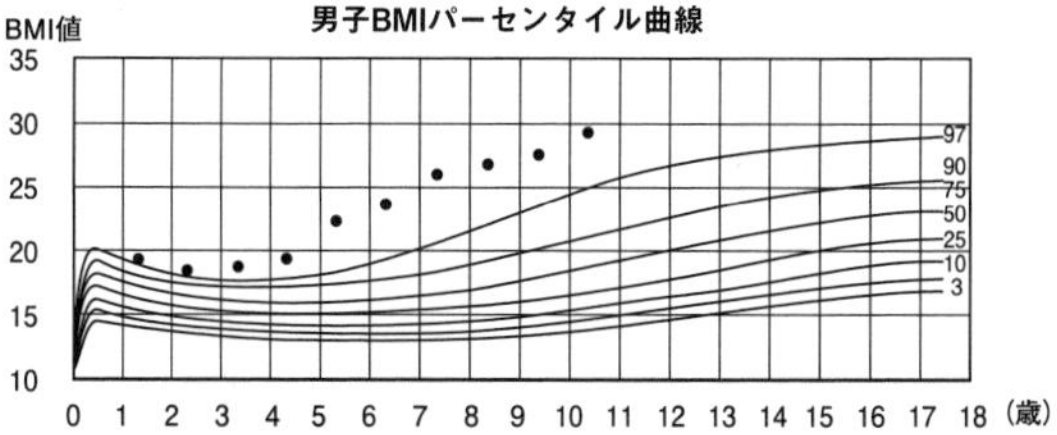

●1歳ですでに肥満だった10歳男子

このグラフの子どもの保護者に聞き取りをすると、乳幼児の頃から夕飯の時間が遅かったこと、生活時間が不規則であったことがわかりました。

子どもは3歳くらいになると、自分の意思で冷蔵庫や戸棚をあけて、好きなときにおやつを食べたりします。そのため、保護者は乳幼児期の間に、食べる時間や量を子どもに教えて、正しい生活習慣を身に付けさせることが大切です。

肥満から小児生活習慣病を発症

子どもが肥満になると、小児生活習慣病を発症する恐れがあります。小児生活習慣病になると、からだ全体の生理的な働きが悪くなるだけでなく、太っていることでからだの動きも鈍くなります。そうすると、活動量が減る、運動不足になる、運動が嫌いになるといった悪循環に入っていき、やがて食べたものが蓄積されて、肥満がどんどん増大していきます。

肥満は脂肪が過剰に蓄積されることで見た目がぶよっとしてしまうため、子ども自身が劣等感を持ってしまうこともあります。周りからからかわれて、精神的に落ち込んでいく

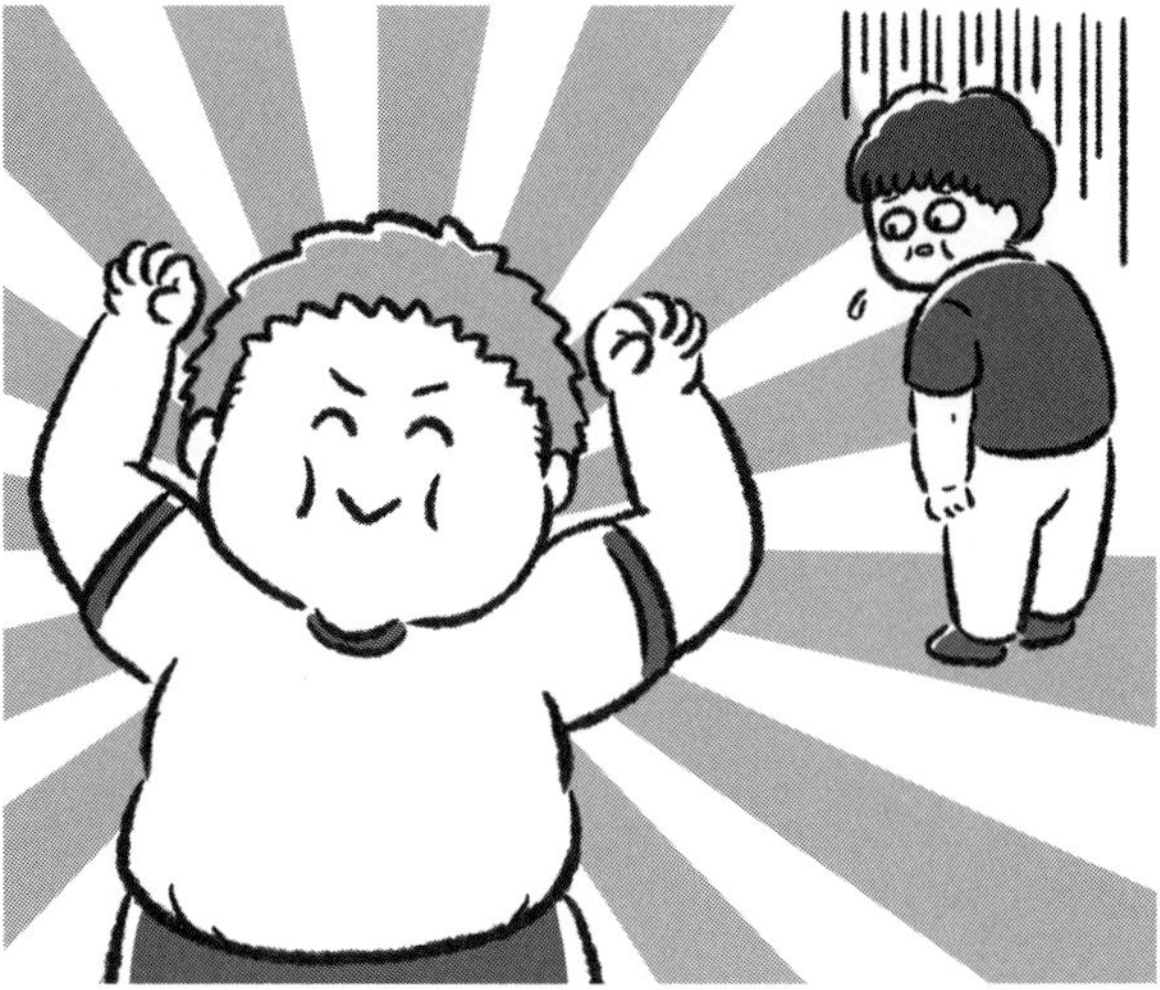

ことにもつながってしまいます。
　ただし同じ肥満でも、はつらつとして元気のいい子は問題ありません。大人でいうと柔道家やプロレスラー、ラグビー選手など、体重はあっても筋肉量が多い人。子どもにも、そういう子がいますが、それは肥満とはいいません。ですから、はつらつとした大柄な子は、あまり気にする必要はないでしょう。心配なのは、不活発で、気持ちが消極的、筋肉が少なく脂肪の多い子どもです。
　肥満というのは、簡単にいうとエネルギーの摂りすぎです。必要な量以上にエネルギーを摂ると、過剰な分が脂肪として蓄積されて、それが継続すると肥満になるのです。ほとんどが生活習慣から肥満になりますから、肥満を解消するには、まず生活習慣を整えることが不可欠です。

そしてエネルギーを発散するために運動をさせましょう。ここ数年のコロナ禍もそうですが、２０１１（平成23）年の東日本大震災で、福島県で原発事故が起こった後は、近隣の子ども達はしばらくの間外に出られず、以前と比べて大幅に肥満が増えました。運動しなければ、太ることは明らかなのです。

１日５分だけでも縄跳びをしよう、一緒に30分歩こう、ラジオ体操しよう、と少しずつでよいので、子どもに声をかけてからだを動かすように促しましょう。生活習慣を正して、運動も取り入れて、それでも改善されなければ、一度専門医に診てもらうとよいでしょう。

中学受験で肥満になる子も多いようですが、そのような子ども達はもともと向上心がありますから、受験が終われば自分で不規則だった生活を正して、だんだんとスリムになっていきます。中学受験による肥満については第４章（１１５ページ〜）で再度解説します。

第4章

生活習慣のポイント
～スマートフォン・睡眠・食事

第3章では、子どもの心身の状態が成長曲線に表れることを説明しました。遺伝的な要因、あるいは突発性の疾患もありますが、不規則でバランスの悪い生活環境が発育に悪影響を及ぼすこともおわかりいただけたと思います。

このことはまた、子どもの生活環境が健康的であれば、子どもは本来の素質を十分に伸ばし、心もからだもバランスよく育つということです。

第4章では、子どもが健やかに育つために保護者が知っておきたい生活環境の整え方についてお伝えします。

子どもが健全に育つ生活環境とは

そもそも子どもの体格は遺伝的な影響も大きいですが、大柄な子でも小柄な子でも、からだのバランス（プロポーション）は、育つ環境に左右されて形成されます。つまり生活環境で大きく変わるのです。

歴史を振り返ってみてもわかりますが、第二次世界大戦までの日本人の畳に座る生活様式は、足の発育にはマイナスでした。戦後、テーブルと椅子の生活になり、栄養事情もよくなったことから、日本の子どもの身長は目覚ましい伸びを示し、その大部分は足の伸びが寄与していました。そのためプロポーションも足長に変化しました。

ところが、平均身長は1998年～2000年を境にだんだんと低下しています。身長は、身長スパートが始まると、まず足がぐんと伸びて、座高が伸び、さらにもう一度足が伸びる、という順序が一般的ですが、身長が伸びなくなった時期から下肢長（足の長さ）も低下しています。これは発育段階で最後に伸びるはずの足が十分に伸び切らず、身長スパートが終了してしまったためと考えられます。

なぜ1998年頃から身長が伸びなくなってしまったのか。何か健康問題が発生して伸びなくなってしまったのではないか——。

これについては拙著（『子どもの足はもっと伸びる！　健康でスタイルのよい子が育つ「成長曲線」による新・子育てメソッド』女子栄養大学出版部、2021）に記載しましたが、その原因の一つとして考えられるのが、インターネットの普及によるパソコンや携帯電話やスマートフォン、ゲーム機といった電子機器の登場です。ちょうどその頃から、それらの電子機器が家庭に入り込み、大人だけでなく子どもも夜遅くまで使っていた可能性があります。

夜間のスマートフォンの長時間使用が脳に与える影響

また近年は、スマートフォンの存在が、私たちのライフスタイルを大きく変えました。２０１７年に行った、中高一貫校の生徒約２０００名を対象とした私達の調査では、スマートフォンを小学生の時から持っていたと答えたのは全体の1割以下で、ほとんどが中学生になってから。その所持率は95％程度で、高校生になると98％くらいでした。そして中高とも女子の方がやや高い所持率でした。夜間使用率については、中学生が平均76％前後だったのに対し、高校生は94％と高く、中高ともやはり女子が高い傾向でした。

しかしその後、スマートフォンの所持率はあっという間に増加して、現在では小学生でもかなりの子どもが所持していると考えられます。

今や私達の生活になくてはならない電子機器、特にスマートフォンですが、夜間使用が長時間に及ぶと、その強い光が子どもの脳に大きな影響を及ぼします。日本の子どもの身長が近年伸びなくなってきたのは、思春期後半に足が伸びなくなったせいであり、これはデータから明らかです。こうしたスマートフォンをはじめとする電子機器の使用について、

●スマートフォン夜間使用率

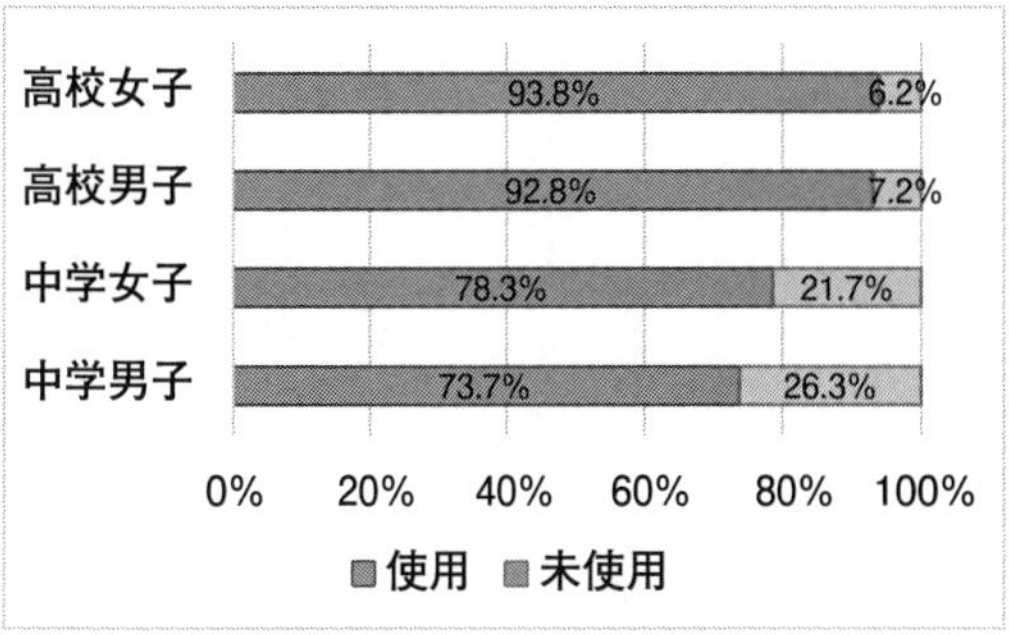

●スマートフォン夜間使用時間

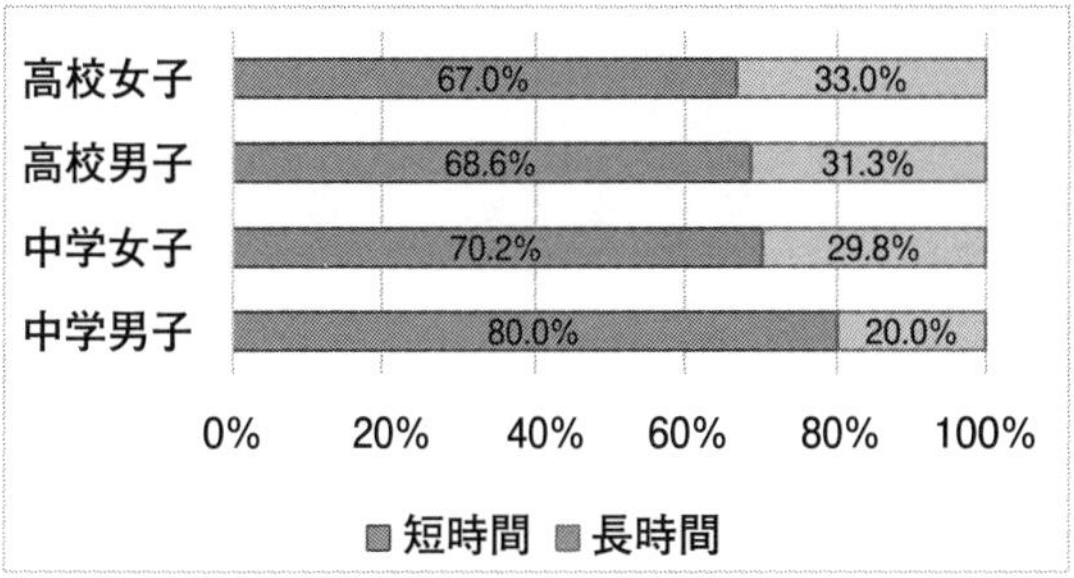

スマートフォンの夜間の使用時間を、短時間（1時間以内）と長時間（1時間以上）に分類すると、1時間以上は男女とも高校生で多く、3割強でした。

睡眠時間は、中1から高2までは、スマートフォンの夜間使用が短い方が長い傾向が見られました。睡眠時間は中学生で平均7時間半程度、高校生で6時間半程度であった。高3では差が見られませんでしたが、これは受験勉強などの影響と考えられます。

＊東京都内私立中高一貫校に2017年5月に在籍した中学1年生から高校3年生の男女1948名を対象に調査。

私達は今後の生活全般にわたって、もっと真剣に考えなければなりません。

睡眠の質が子どもの成長を左右する

スマートフォンやゲーム機を子どもが夜遅くまで使うと、睡眠時間が減るだけでなく、電子機器が発する強い光で脳が覚醒し、睡眠の質が悪くなってしまいます。深い睡眠が得られなければ、成長ホルモンは分泌されませんから、当然身長も伸びません。つまり身長が伸びる時期に、スマートフォンやゲーム機を夜遅くまでいじる生活をしていると、身長の伸びが妨げられるのです。

また、よく眠れなければ朝起きるのが遅くなり、そうすると朝食を摂らない。朝食を摂らなければ、学校に行っても集中できず、頭痛やめまいなど不定愁訴を訴えるなど、身長だけではない、さまざまな問題を引き起こします。

スマートフォンを与えるときは、夜は使わない、1日30分あるいは1時間だけなど、使用時間のルールを決めることが大切です。使い方を間違えると、いろいろよくないことにつながり、身長も伸びなくなるということも、子ども達にぜひ伝えてほしいと思います。

とにかく身長を伸ばすには、ぐっすり眠って成長ホルモンをしっかり分泌させることが絶対条件です。日中はよく光を浴び、夜はできるだけ強い光を避けるようにしましょう。家庭では夜は照明を煌々《こうこう》とつけてテレビはつけっぱなしなどという環境にしないで、落ち着いた環境の下、できるだけ余分な光を浴びないようにすることが発育にはプラスになるのです。

成長ホルモンは眠ってから1時間後、それも夜中の12時～1時頃に最も分泌されますので、中学生や高校生でも、遅くても12時前には寝るようにしたいものです。

小学生は、そもそも9～10時間の睡眠をとらなければ、からだの機能は十分に発達しません。9時頃には寝かせるのが理想です。

身長スパートを遅らせるには？

思春期の身長スパートは早熟と晩熟があり、晩熟の方が身長の伸びる期間が長くなるため、できることなら身長スパートは遅らせた方がよいと考える方もいらっしゃると思います。

そんなことができるのか？　と思われるかもしれませんが、家庭でできる取り組みとしては、まず子どもを早く寝かせること。これが大切です。夜、テレビやスマートフォン、ゲーム機の光を長時間浴び続けていると、その刺激で第二次性徴がどんどん進んでしまうという報告もあります。

そうした意味でも身長が伸びるうちは夜更かしせず、夜は部屋を暗くして休む。身長は遺伝の影響を避けられないと諦めずに、家庭ではなるべくよい環境をつくってあげてほしいものですね。ご自身の身長が低いと思われている保護者の方でも、もしかすると環境の影響で伸びが抑えられてしまったのかもしれません。

私は決して身長は高い方がよいと言っているわけではありません。ご存じのように、スポーツの世界でも、種目によって、高い方が有利であったり、逆に低い方が有利であったりします。また小さくなりたいと思っている大柄な人もいます。要は、その子どもの持って生まれた資質を十分に発揮できるようにすることが大事であると考えています。そのためには、育つ環境をできるだけよいものにしてあげることが、保護者としてできることではないかと思うのです。

身長をしっかり伸ばすには、よい睡眠のほかにも、適度な運動やバランスのとれた食事が必要です。運動については、第5章で詳しく説明していますが、バランス感覚や持久力、筋力をつける最適な時期があります。そして、やりすぎは注意。骨に負担がかかり、伸びる身長も伸びなくなってしまいます。

夏休みに肥満になった子は要注意

第3章の事例9（98ページ）でもお伝えした通り、小学生で高度肥満の子は、すでに乳幼児期から肥満です。子どもが肥満の場合、親も肥満のことが多く、これは家庭の生活習慣が「太る生活習慣」になっている可能性があるかもしれません。

太っている子は、とにかく食事の回数が多いものです。学校から帰ってきて、おやつを食べて、夕食を食べて、夜食を食べる。家にはスナック菓子やカップ麺、ジュースなどの買いおきがある。子どもがいつでも何でも好きなものを食べていいという生活習慣が身に付いてしまうと、直すのは相当困難になりますし、高い確率で肥満になります。

また第2章でも記載しましたが、子どもには発育の季節変動（68〜69ページ）があります。体重は秋冬に増加するのが正常なリズムです。夏に増加するのは異常なリズムであり、肥満の引き金になるので要注意です。子どもが夏休み中に太り、それが毎年繰り返されるようであれば、そのまま肥満になりかねません。夏休みは学校のある期間と違って、どうしても生活リズムが崩れてしまいがちです。しかし、大幅に崩れるのは避けなければなりません。

私達の調査によると、夏休み中に太った子は、起きる時間と寝る時間に、授業期間の通常のリズムから2〜3時間のずれがありました。3時間ずれている子は、9月に体重が大幅に増加していたのです。朝寝坊して、エアコンのきいた涼しい部屋で、アイスクリームなど甘いものを好きなだけ食べて、夜更かしすれば当然太ります。夏はあまり運動もせず筋肉がつかないので、増えた分はすべて脂肪です。それが秋に蓄積されてしまうということを毎年繰り返すうちに必ず肥満になっていきます。

私は1970年代から調査をしていますが、小学校入学時から夏に太るリズムを持っている子は、たとえ小学1~2年生のときは肥満でなくても、3年生あたりから肥満度が上がり始め、6年生では明らかな肥満になって卒業していきます。最初から肥満でなくても夏休みを重ねるうちに肥満になるということです。これは今の時代でも変わりません。

さらに、コロナ禍の期間は、子どもの肥満が明らかに増えました。これも生活が不規則になったということでしょう。わが子の肥満が気になっている保護者の方も多いと思いますから、次のような取り組みを参考にしてください。

定点を決めると生活習慣が整う

子どもの肥満改善は、家庭の生活習慣を見直すことがスタートです。正しい生活習慣は「朝起きる時間」「夜寝る時間」「食事の時間」といった定点を決めると、自然に身に付きます。ぜひ3歳までに身に付けてほしいものです。

具体的に実践してほしいのは、早寝、早起き、朝ごはんです。昔からよく聞かれる標語ですが、理にかなっているのでぜひ心がけてほしいですね。

まず早寝です。早く寝れば、自然に早く起きることができて、朝ごはんも食べられます。朝ごはんを食べれば、頭が活性化されて、元気に動けて、すべてがよい循環に入っていくでしょう。

それが乱れるのは、たいていは寝る時間が原因です。遅寝になると、早く起きられず、早く起きられなければ、朝ごはんもゆっくり食べられない。食べられないと一日ボーッとした活力のない生活になってしまう。頭に栄養がいかないから、学習能力が落ちてしまい勉強する意欲も湧かないなど、すべてが悪循環になってしまいます。まずは早寝することから始めて、早起き、朝ごはんの習慣を心がけてみましょう。

食事は色々な栄養素をバランスよく、あまり食べすぎないように。さらに適度な運動をすること。縄跳びでもジョギングでも何でもよいので体を動そうという心がけが大事です。運動が好きな子なら、自分からどんどんやるでしょうが、嫌いな子には親が誘って一緒に歩いたり、一日5分だけでもよいので外に出てエネルギーを発散させることが大切です。

続けることで気分も変わります。

ここでのポイントは、夏休みに不規則な生活を送ると太りますが、反対に規則的な生活にすれば、むしろやせるチャンスであるということ。元来、夏は体重が増えにくい季節なのです。肥満が気になる子は、ぜひ夏休みに生活習慣を整えることを意識しましょう。

中学受験をする子は太る!?

全国的に小学6年生というのは肥満が増えますが、一部では、中学受験が原因だろうと解釈されています。

私立中学校で新学期の発育測定を行うと、中学1年に肥満が多いように感じます。特に男子は、身長スパートが女子より遅いためか、軽度肥満の子が目立ちます。なぜ中学受験をすると太ってしまうのでしょうか。それは食事が不規則になり、就寝時刻も遅くなることが原因と考えられます。

中学受験をする場合、4年生くらいになると塾に行く子が多くなりますが、塾から帰るのは夜の9時か10時頃。そうすると夕食の時間が遅くなるか、先に食べて、帰宅後に夜食を食べるとか、食事の時間がずれたり、食事の回数が増えたりしてしまいます。また寝る前に食べると、それが脂肪として蓄積されます。

ごはんを食べると消化するのに1時間半〜2時間はかかりますから、食べるのは寝る前の2時間前まで。おなかが空いていると、どうしても炭水化物を摂りたくなるでしょうが、脂っこいラーメンや甘い菓子パンはやめておきましょう。食べるなら、消化のよい玉子雑炊やスープなど、内臓に負担をかけないものをお勧めします。

また、ラジオ体操などを利用して、親も一緒にからだを動かす習慣をつけましょう。最初は休日だけでもかまいません。からだを動かさないでいる、全く動かさないことが平気になってしまいます。最初は少しずつでも動かして、やらないと気持ち悪いという状態になると、生活習慣が変わってきます。寝る前にストレッチや柔軟体操をするのも、からだを動かす習慣をつけるという意味では大切です。

習慣がつけば、時間があるときは自分からからだを動かすようになりますが、からだを動かさないで勉強ばかりしていると、本当に動かなくなります。習慣づけというのは本当に大切なことなのです。

とはいえ中学受験する子は、もともと向上心の高い子が多いので、受験が終わった後は自分でなんとかしようと運動などを始めて、そのうち身長も伸びて肥満も解消され、中学2年生になると、ほとんどの子は、標準的な体型になっています。

自己流のダイエットは禁物

小学校高学年になると肥満を気にして、やせようとダイエットする子も出てきますが、これも考えもの。全く食べない、決まったものしか食べないなど、自己流で食事を極端に制限する子が多いからです。食事を制限すると確かにやせますが、変なやせ方をしてしまいますので、必ずリバウンドします。リバウンドして太って、またやせる、となると脳に異常をきたし、極端なケースでは拒食症になってしまったり、逆に食欲をコントロールできなくなったりして、ますます太ってしまいます。

自己流で偏ったダイエットをすると必ず悪影響が出ますので、スマートになりたいという気持ちは否定せずに、保護者の方も将来の理想の体型について話し合う機会を持つなどして、偏ったダイエットは危険であることを伝えてほしいと思います。思春期は、将来の健康につながるからだをつくるための大切な時期なのです。

子どもの体型評価——日本は「肥満度」、海外は「BMI」

子どもの肥満・やせは日本においては肥満度を用いて判定しています。しかし海外ではBMIです。なぜ日本だけ異なるのでしょう?

BMIの標準は22である、と思っている方が多いと思います。確かに成人では22が標準です。けれども子どもの場合は、標準の値が年齢と共に刻々と変化していきます。もともと体重(kg)を身長(m)の二乗で割ったものがBMIですから、プロポーションや体型が大きく変化する子ども時代は22が標準ではありません。そのため日本の学校においては、体型の判定にBMIは使わず、「肥満度」という日本独自の指標をつくり、幼児から18歳までの子どもを評価しています。肥満度とは、その子の性別・年齢・身長から「標準体重」を求め、その標準体重に対して実測体重が何%上回っているかを示すもので、次ページの式で計算されます。

ですので、もしその子の体重が標準体重とぴったり一致するならば、肥満度は0(ゼロ)

肥満度（%）＝｛(実測体重－標準体重）／標準体重｝×100

%ということになり、体重が標準体重よりも多ければプラスに、少なければマイナスの数値で示されます。幼児では、肥満度15%以上は太りぎみ、20%以上はやや太りすぎ、30%以上は太りすぎとされ、学童では、肥満度20%以上を軽度肥満、30%以上を中等度肥満、50%以上を高度肥満としています。「やせ」は、マイナス20%以下としています。

標準体重とは、性別、年齢別、身長別に設定されていますが、一般的にはわざわざ計算する手間を省いて、肥満度を簡単に知ることのできる肥満度判定曲線を使用しています。母子健康手帳には幼児期までの肥満度判定曲線が載っています（X軸に身長、Y軸に体重をとったグラフです）。

第6章の巻末には、子どもの「肥満度判定曲線」のフォーマットがあるので、そのグラフにお子さんの身長・体重をプロットしてみてください。現在の体型を知ることができます。

さて、日本の子どもの体型をＢＭＩで判定するにはどうすればよいか、ということですが、それには成長曲線のようにＢＭＩパーセンタイル曲線を使います（左ページ）。これはやはり成長曲線同様、７本のパーセンタイル基準線があり、左ページ上の式によって求めたＢＭＩの値を、そのときの年齢を横軸としてプロットします。

ＢＭＩの求め方はとても計算が簡単です。そのため、成人ではやせ・標準・肥満の基準値がつくられ、身長と体重がわかればいつでも求めて体型を判定できるのですが、子どもの場合はすでに述べたように、徐々に基準値が変化してしまうので面倒です。そこで、ＢＭＩパーセンタイル曲線を使わなければなりません。

実際やってみるとわかりますが、子どもの年齢が異なると、見た目に同じような体型であっても異なる値のＢＭＩが出てきます。しかし、ＢＭＩパーセンタイル曲線にプロットすれば、その年齢のパーセンタイルレベルがわかるので、比較することができるのです。

第１章でも述べましたが、自国で子どもの発育を定期的に計測していない国は（世界のほとんどの国がそれに当てはまりますが）、ＷＨＯが作成した他の国の子どもを対象としたパーセンタイル曲線から、自国の子どものＢＭＩレベルを求めています。日本では学校保健統

BMI＝体重kg÷（身長m×身長m）

（注：計算機を使う場合、体重÷身長÷身長として計算すると早くできます）

●日本の子どものパーセンタイル曲線

●男子BMIパーセンタイル曲線

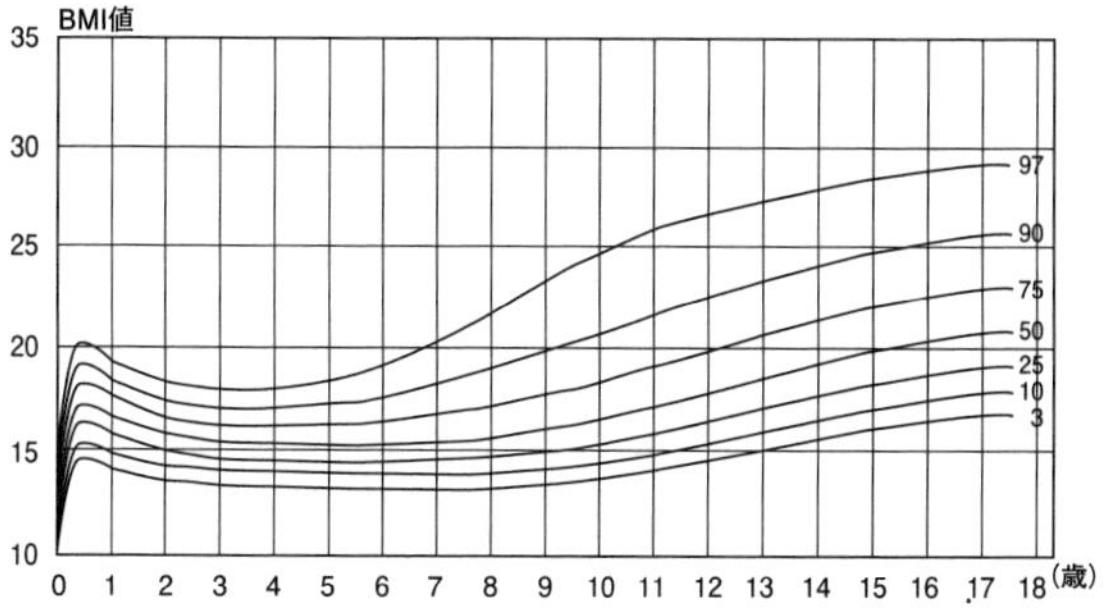

●女子BMIパーセンタイル曲線

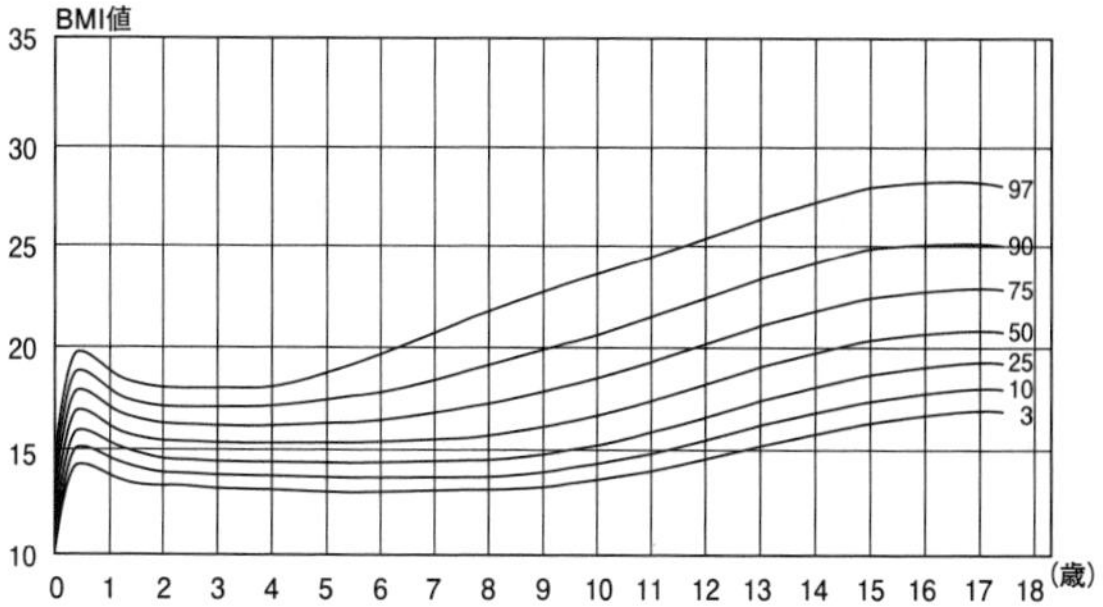

計調査がしっかり行われ、独自の成長曲線を作成できていますので、これは世界に誇るべきことであり、今後もきちんと継続されることを祈ってやみません。

外見だけでなく、骨や筋肉にも目を向けて

ダイエットといえば、以前は女の子が多かったものですが、最近は男の子もダイエットをしています。近年、私達の研究グループが東京のある地域で小学生を対象に行ったアンケート調査では、小学生男子の理想の体型は「身長が高くて体重は少ない方がいい」という回答がほとんどでした。昔の男子は「がっちりして体重もあった方がいい」という回答が圧倒的でしたが、今は「太っているのはカッコ悪い」というのが、かなり浸透していて、実は男子の「やせ」が減らないのです。

そもそも子どもは18歳くらいまでは外見だけでなく、中身も発育する大切な時期です。栄養をしっかり摂らないと内臓や骨、筋肉すべてがきちんと発育できません。特に骨がつくられる大事な時期は18歳までで、それまでにつくられた骨が弱いと、そこから改善することは難しいこともわかっています。

大切なことは、糖質、脂質、たんぱく質に、ビタミン、ミネラルを加えた5大栄養素をバランスよく摂ること。そして、日本人はカルシウムの摂取量が子どもも大人も少ないので、できるだけ摂るように心がけることです。

そこで、極端なダイエットをしようとしている子に対しては、今が一生のからだをつくる大事な時期であって、からだをつくるには栄養が必要、それもバランスよく摂らないとダメだということを、まず保護者自身が正しく知って、子どもに教えてあげる、というより、話題にしましょう。まず、親自身が正しい知識や栄養バランスに興味を持ちたいものです。

思春期の子どもは情緒的な話は反発しますが、科学的な話には結構耳を傾けます。栄養や成長についても、根拠のあることを、日常会話の中でさらりと伝えれば聞いてくれるのではないでしょうか。

一人で食べる子はキレやすい?

食事は何を食べるかはもちろん、どういう場面でどういう食べ方をするのかも重要です。

一人の食事が長く続くと、からだの発育に影響しますし、心にはもっと大きな影響を与えるという調査結果も出ています。

2005年頃の話です。私が厚生労働省の研究機関である国立公衆衛生院（現・国立保健医療科学院）に勤務していたときに、日本の子どもに「キレる」という現象が見られるようになり、社会問題となりました。そこで、約5000人の中高生にアンケートを実施したところ、一人で食事をしている子は「キレやすい」ことが確認されました。

左ページの図で示すように「いつも家族そろって食事をする」と回答した子に対して、「家ではほとんど一人で食事をする」「家ではほとんど食事をしない」子ほど、「キレる」割合が高いのです。2000年代初頭に流行になった「キレる」という言葉ですが、中高生のキレる性質は、食事の形態と大いに関連のあることがわかったのです。

楽しくない食事、寂しい食事、つまり〝孤食〟は、決まったものしか食べないため、栄養の偏りが生じるだけでなく、自分は誰からもかまってもらえない、見てもらえないという不満感や不安感を生むのでしょう。

一人で食べる子は、頭痛や吐き気など不定愁訴を訴える子の割合が高いこともわかって

●「キレる」子は食事の摂り方に問題あり

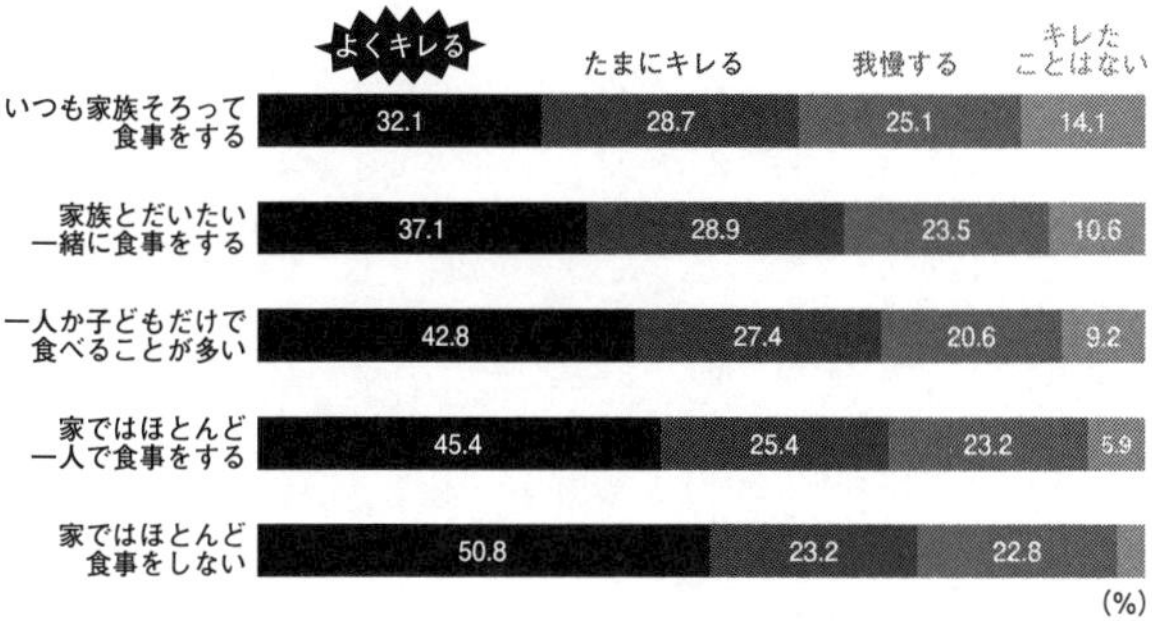

中高生へのアンケート調査から

います。いくら好きなものでも、一人で食べることは面白くないのです。

また一人で食べて家族との会話もろくにない子どもは、その寂しさを埋めるために、外に向かう傾向があります。

子どもに孤食を続けさせていると、子どもは愛情不足になって、身体的にも精神的にも悪い影響が表れます。しかし、それでもどこかに愛情を感じられる食事であれば、子どもはすくすく育っていきます。これは、子どもの発育には、5大栄養素がバランスよく整っていることも大事ですが、「ビタミンI（愛）」が必要であるといわれる所以です。

今の時代、なかなか家族そろって食事ができる機会をつくることは難しいかもしれませんが、ぜひ週に一回でもよいので家族で食卓を囲んでほしいですね。それが難しくても、せめて、常に子どもも一人で食べさせることは避けたいものです。

どうしても親がいないときに食べさせなければならない場合は、一言メッセージの書き置きをするといった工夫をしてください。私も忙しいけれど、あなたのことは本当に大切で、いつも見ているよ、という姿勢が子どもに伝わります。ちょっとした気持ち、子どもに寄りそう心遣いが、子どもの心身を健全にするということを忘れないでいただきたいと思います。

私たち大人であっても、コロナ禍でみんなと食事ができないと寂しい、みんなで食べることは楽しいと改めて感じた人は多いと思います。誰かと一緒に食べることで、そこに何かしらの会話があるとホッとします。心とからだは相互作用がある一体のものです。一人で食べることや寂しい食事をすることは、もし、それが楽しいと感じられるなら別ですが、そうでなければ心によいことは何もなく、子どもであればその心の状態が発育に表れてくる、ということを心に留めおいていただきたいものです。

第5章

「運動能力」を伸ばす方法

世界の先進諸国が、生活習慣病を放置できない問題として真剣な取り組みを始めたのは1980年頃からですが、日本においても2000年初頭より、国民の健康増進を図るための取り組みが強化され、とりわけ身体活動・運動は大切であることが改めて認識されました。

これによりスポーツジムに通う大人が大幅に増え、子ども達の運動習慣づくりも奨励されてきました。しかし2020年になると新型コロナウイルス感染症の影響から、試合や練習の中止に見舞われ、思うような活動ができない期間がありました。そして、もともと運動嫌いの子ども達は、からだを動かす機会が激減し、全国的に肥満傾向児が増えてしまいました。運動は、健康面においても大切だと実感した保護者も多かったことと思います。

そうです。運動は、心身の健康、発育発達にとって大変重要なものです。しかし、やりようによっては取り返しのつかないケガをしたり、頑張りすぎて精神的に追い込まれたり、というマイナス面もあるのも事実です。発育発達に欠かせない運動やスポーツに対して、子ども達はどのように取り組めばよいのでしょうか？　そして保護者は、子どもの発育発達にプラスになる働きかけをどのように行えばよいのでしょうか？

二極化が進む子どもの運動能力

運動が、子どもの発育発達にとって重要であることはいうまでもありません。また、子どもがある程度大きくなれば、スポーツとして楽しんだり、競技においてよい成績をめざしてがんばろうとしたりする機会も増えてきます。適度な運動やスポーツは子どもの心身の発育発達に好影響を与えることはよく知られています。

ただし、現在の子ども達の状況は、運動やスポーツが得意な子どもと、ほとんど屋内で過ごし、運動は学校の体育の授業だけ、という運動に無関心な子どもとの二極化が進行しています。後者は、ボールが飛んできても受けられない、転んでも手が出ないなど、身を守るうえでの問題が見られ、幼少期からの運動能力の発達に課題があることも指摘されています。もちろんこの中間の子どももいるわけですが、大きく分けて二つの集団が存在していることは確かなようです。

ところで、運動能力は子どもばかりでなく、若者、中高年、高齢者にとっても、日々の生活を支えるうえで重要です。身体活動能力と言い換えた方がよいかもしれません。文部科学省では、1964（昭和39）年以来、国民の「体力・運動能力調査」を行い、現状を明らかにしています。これは、体育・スポーツ活動の指導や行政上の基礎資料を得ることを目的に毎年実施している調査ですが、1999（平成11）年度からは、これまでの調査内容を全面的に見直し、体力・運動能力調査に代わって導入した「新体力テスト」を実施しています。項目は、左ページの通りですが、全年齢に共通となっている項目は、握力、上体起こし、長座体前屈で、そのほか、小学生（6～11歳）では、反復横とび、20mシャトルラン（往復持久走）、50m走、立ち幅とび、ソフトボール投げ、中学生～大学生（12～19歳）では、反復横とび、持久走、20mシャトルラン（※持久走と20mシャトルランは選択実施）、50m走、立ち幅とび、ハンドボール投げ、となっています。

新体力テストからは、筋力（握力）、敏捷性（反復横とび）、跳躍力（立ち幅とび）、柔軟性（長座体前屈）、筋持久力（上体起こし）、全身持久力（20mシャトルラン）などがわかります。また、年齢に応じたA～Eの段階評価で、現在の自分の体力・運動能力がどのくらいあるのかが確認できます。

●新体力テスト1999（平成11）年～

対象	測定項目
全年齢共通	・握力 ・上体起こし ・長座体前屈
6～11歳	・反復横とび ・20mシャトルラン ・50m走 ・立ち幅とび ・ソフトボール投げ
12～19歳	・反復横とび ・持久走または20mシャトルラン ・50m走 ・立ち幅とび ・ハンドボール投げ
20～64歳	・反復横とび ・急歩（1500・1000m） または、20mシャトルラン ・立ち幅とび
65～79歳	・ADL（日常生活活動テスト） ・閉眼片足立ち ・10m障害物歩行 ・6分間歩行

●小学校　運動やスポーツをすることが好き×総合評価と体力合計点

・A～Eは、新体力テストにおける総合評価のランクを表す。

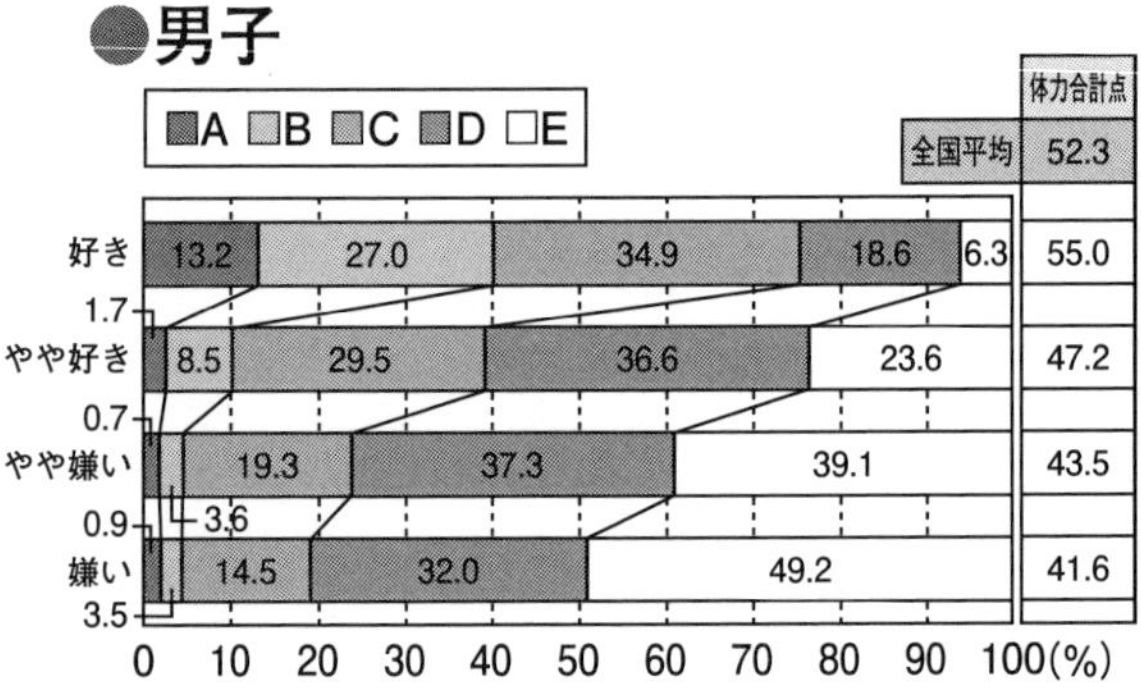

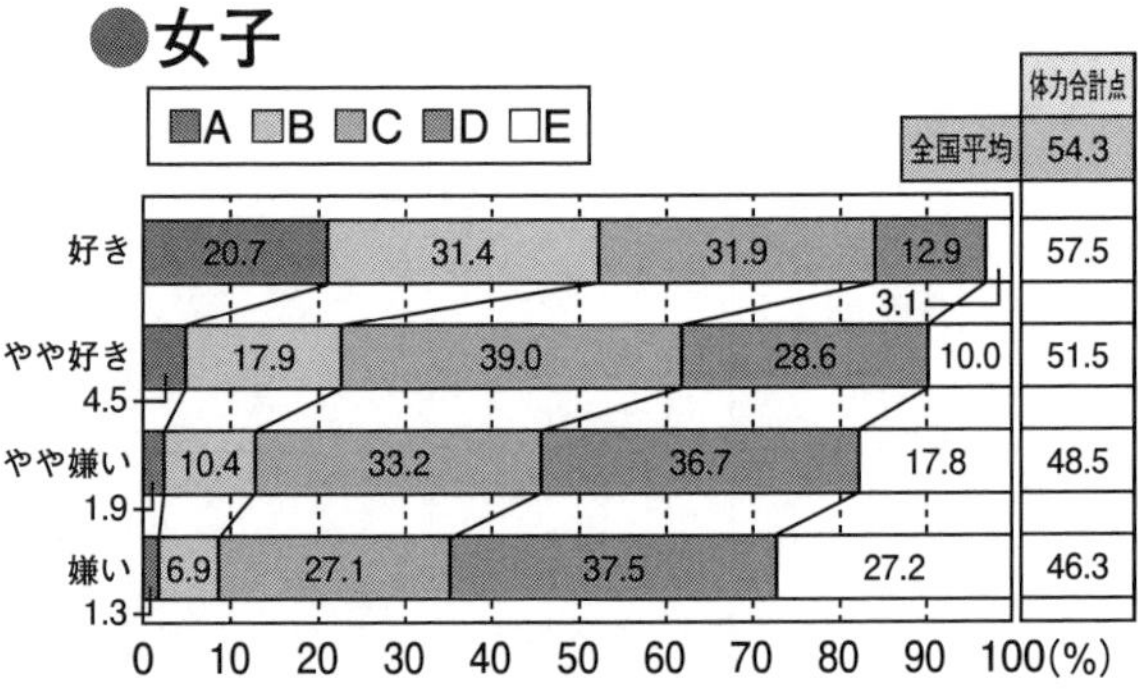

運動やスポーツが好きと答えている児童生徒は体力合計点も高く、同様に週に420分以上の運動をする児童生徒も体力合計点が高い（左ページ）という傾向が見られます。

●小学校　一週間の総運動時間と体力合計点との関連

●男子

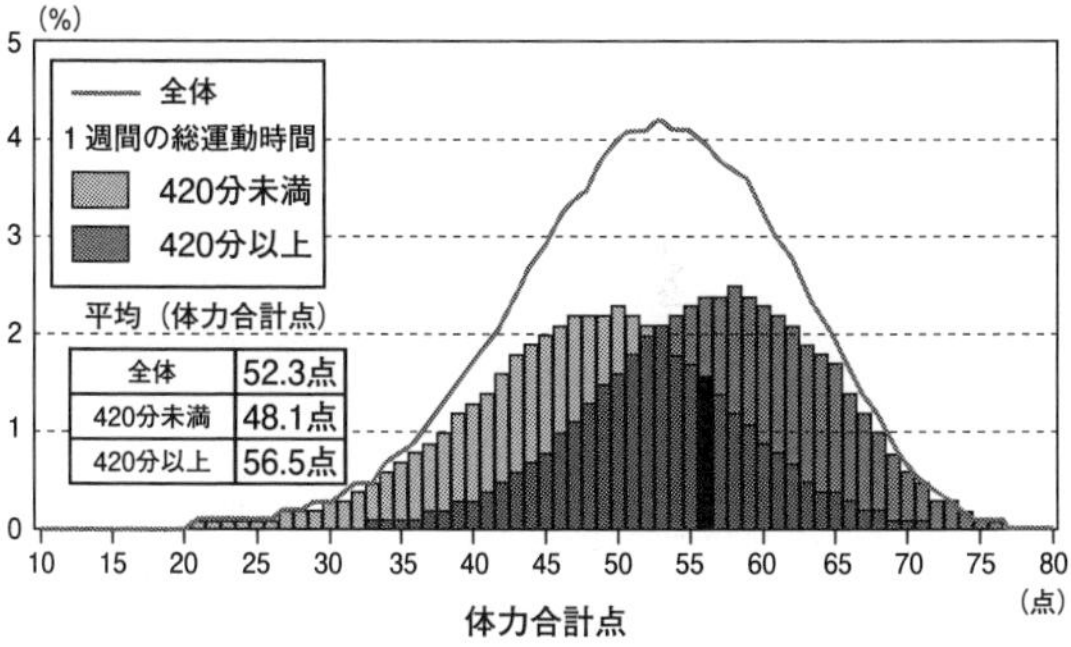

●女子

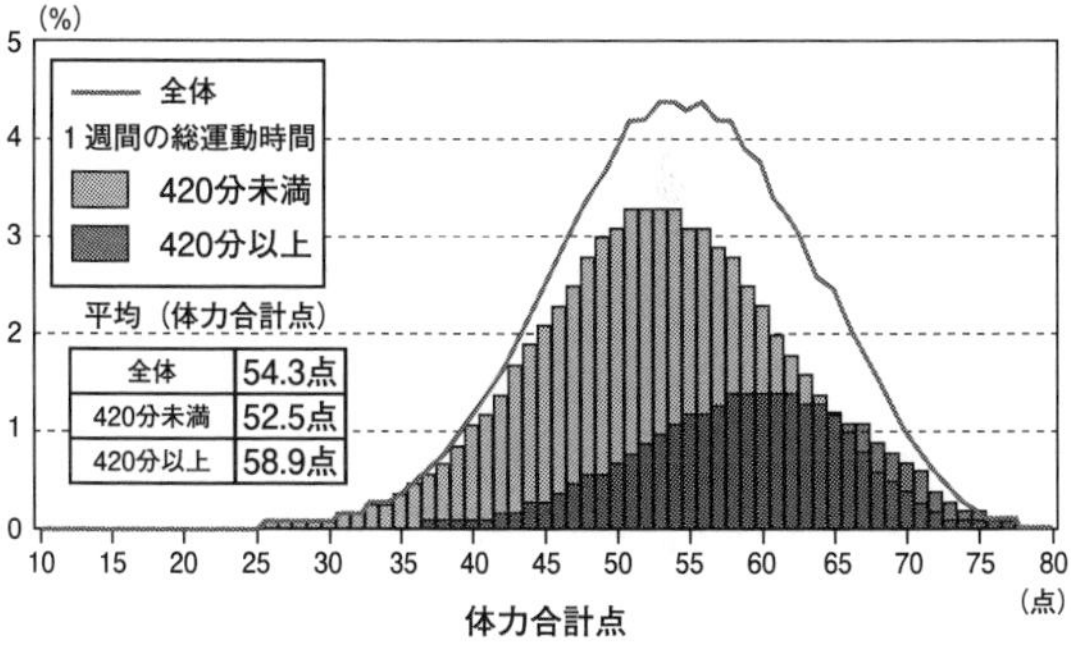

1週間の総運動時間に、男女とも二極化が見られます。

「令和４年度　全国体力・運動能力、運動習慣等調査報告書」（スポーツ庁）より
国立大学法人及び地方公共団体から回答を得た小学校児童生徒数（1065863人）を対象に調査

子どもの運動能力に二極化が見られることを記載しましたが、前ページのデータから、日頃運動をしている子どもとしていない子どもでは、体力面においても二極化している現状が明らかになっています。それは小学生でも見られますが、特に中学生になると顕著になります。一方で、体育の授業で「動きのコツがわかった」「運動やスポーツがうまくできるようになった」「体育の授業は楽しい」と思うかどうかという質問を児童生徒にして、体力合計点との関係を分析したところ、相関関係があることも明らかになりました。

運動に限らないと思いますが、一般的に、辛い、苦しいという思いばかりでは、なかなか続けることは困難で、上達は望めません。どんなに辛くても苦しくてもやり遂げる、というのは余程強い意志と目標を持った一部の子どもです。子どもは年齢が低いほど、楽しいという気持ちや上手にできたという達成感を感じて伸びていくものです。そのため、保護者はもちろんですが、子どもに関わる保育者、教員、指導者などすべての人々には、そうした成功体験を少しずつでも与えられるような働きかけが求められます。

運動のやりすぎは身長発育に影響する

運動がどの程度発育に影響するか、というのは個人差もあり、かなり難しい問題です。しかし、やりすぎれば必ず発育発達にダメージを与えます。子どもの運動やスポーツの状況が適度であるかどうかを知るには、どうすればよいと思いますか？

その答えは、まずお子さんの様子をよく見ることです。疲れすぎていないか、食欲はあるか、運動やスポーツを楽しんでいるか、悩んでいる様子はないか、などです。そして、そうした主観的な観察に加えて、客観的に運動やスポーツが心身を損なっていないか、適度であるか、ということを知る方法があります。そう、それこそが「成長曲線」です。成長曲線を描いていれば、子どもの発育状態ばかりでなく、精神状態さえ把握することができるのです。

例えば成長曲線を描いてみて、もし身長がどんどん低い方の基準線の方に落ちていっているようであれば、練習時間やその内容、総合的な運動量が多すぎるなど、からだに負担が大きいことを表しています。精神面の問題もあるかもしれません。

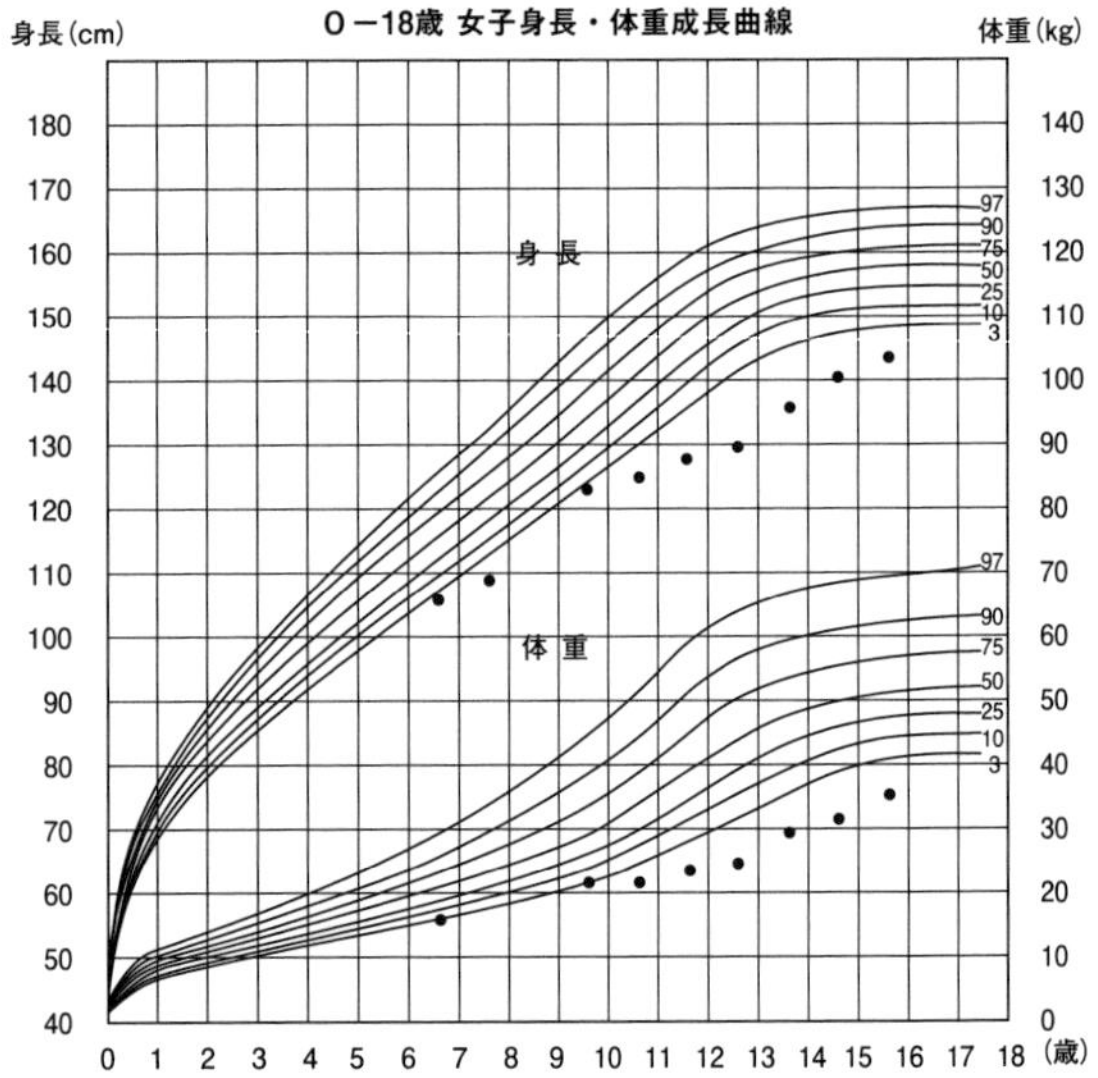

●小学校低学年から新体操を専門的に始めた女子

上の図は、小学校低学年から新体操を始めた女子の成長曲線です。データのない部分はありますが、もともと小柄でした。全体的に身長の伸びが悪く、練習を始めてからは、次第に一番下の3パーセンタイル基準線よりも下に移行してしまいました。これは相当な練習のしすぎと考えられます。しかし、当時はこのような成長曲線を描いていなかったので、高校生になって初めて作成した成長曲線を見て、まさか！と誰もが驚いたそうです。

一方で、左ページの図は別の新体操

宮木弘子、小林正子『新体操選手の身体発育の特徴－小学1年生からの縦断データの発育グラフによる事例検討－』日本成長学会雑誌19(1)：64-70,2013

0－18歳 女子身長・体重成長曲線

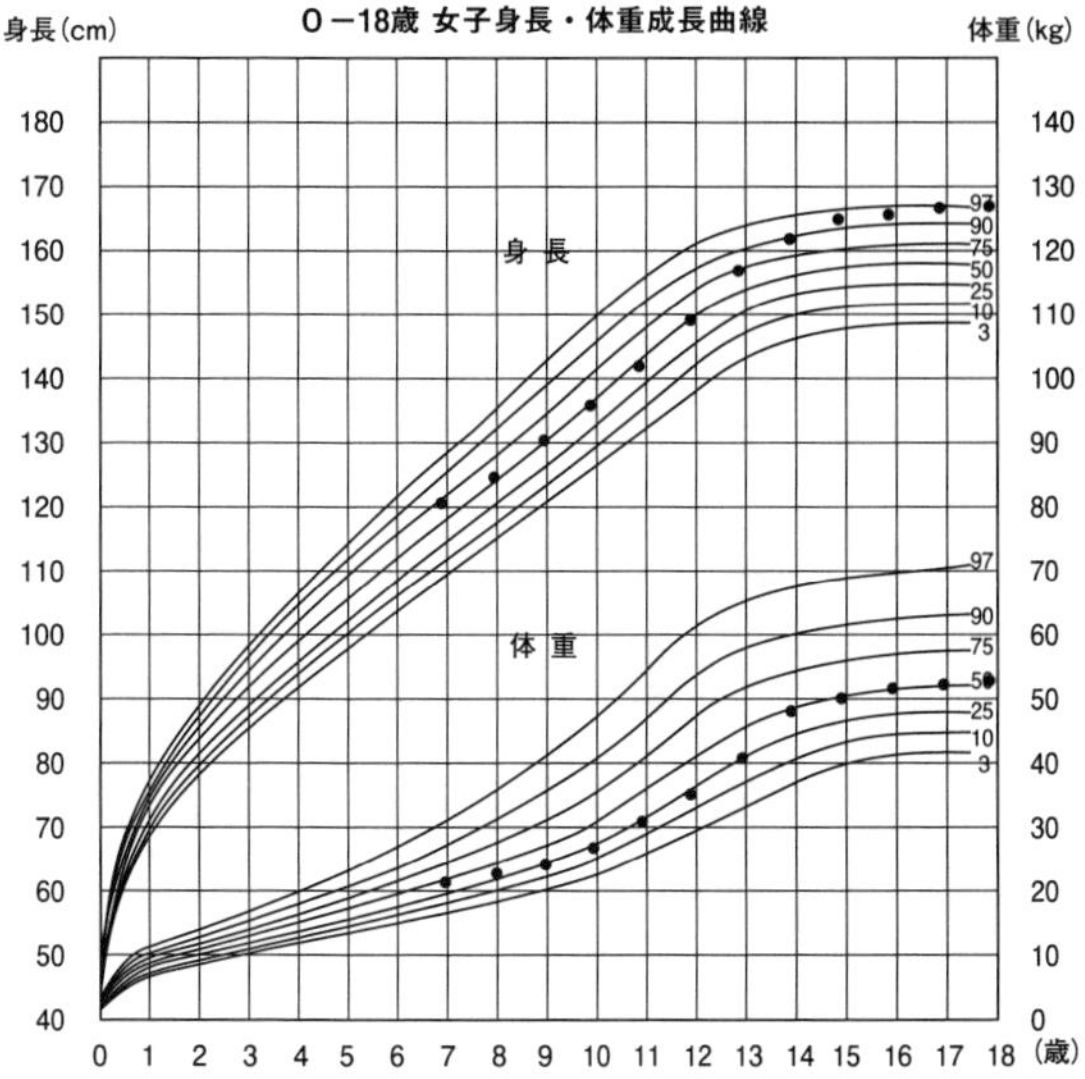

●新体操を小４から始め、選手としては理想的な発育をした女子

選手の成長曲線ですが、大変理想的に発育していることがわかります。おそらく運動量とこの子の体力が合っていて、発育にプラスになったものと考えられます。このように、一人ひとり体力も気力も異なるので、成長曲線を描き、その変化を確認しながら、練習の内容を調整していく必要があります。特に新体操のように審美的要素が求められる競技では、身長の伸びを損なうような練習の仕方は避けるべきです。素質をよい方向に伸ばすために、新体操に限らずすべての運動選手は、成長曲線を描くことが必要不可欠です。

身長スパート中の過度なトレーニングはさらに注意

左ページの成長曲線は、中学2年生から急に身長が止まってしまったという男子の例です。

この男子は高校生になって毎日学校の保健室に来て身長を測っていたそうで、養護教諭が声をかけ、そんなに身長が気になるなら、これまでの発育の様子をグラフに描いてみようか、と言って、小学1年生からこれまでの健康診断記録の身長・体重を、成長曲線として表しました。それがこの図です。

この成長曲線を描いた養護教諭はびっくりしました。なんとせっかく伸びてきた身長が、14歳手前から、まるで急ブレーキがかかったように止まってしまっているのです。それに反して、体重は急激に増えています。養護教諭は、このとき何か特別なことをしたのかと男子生徒に聞くと、筋肉を鍛えたいのでウエイトトレーニングをガンガンやった、ということでした。もともと筋肉質だったのか、小学校時代も体重は高いパーセンタイルレベルでしたが、中学校に入ってからは強くなりたい一心で、筋肉を増やそうとがんばったとの

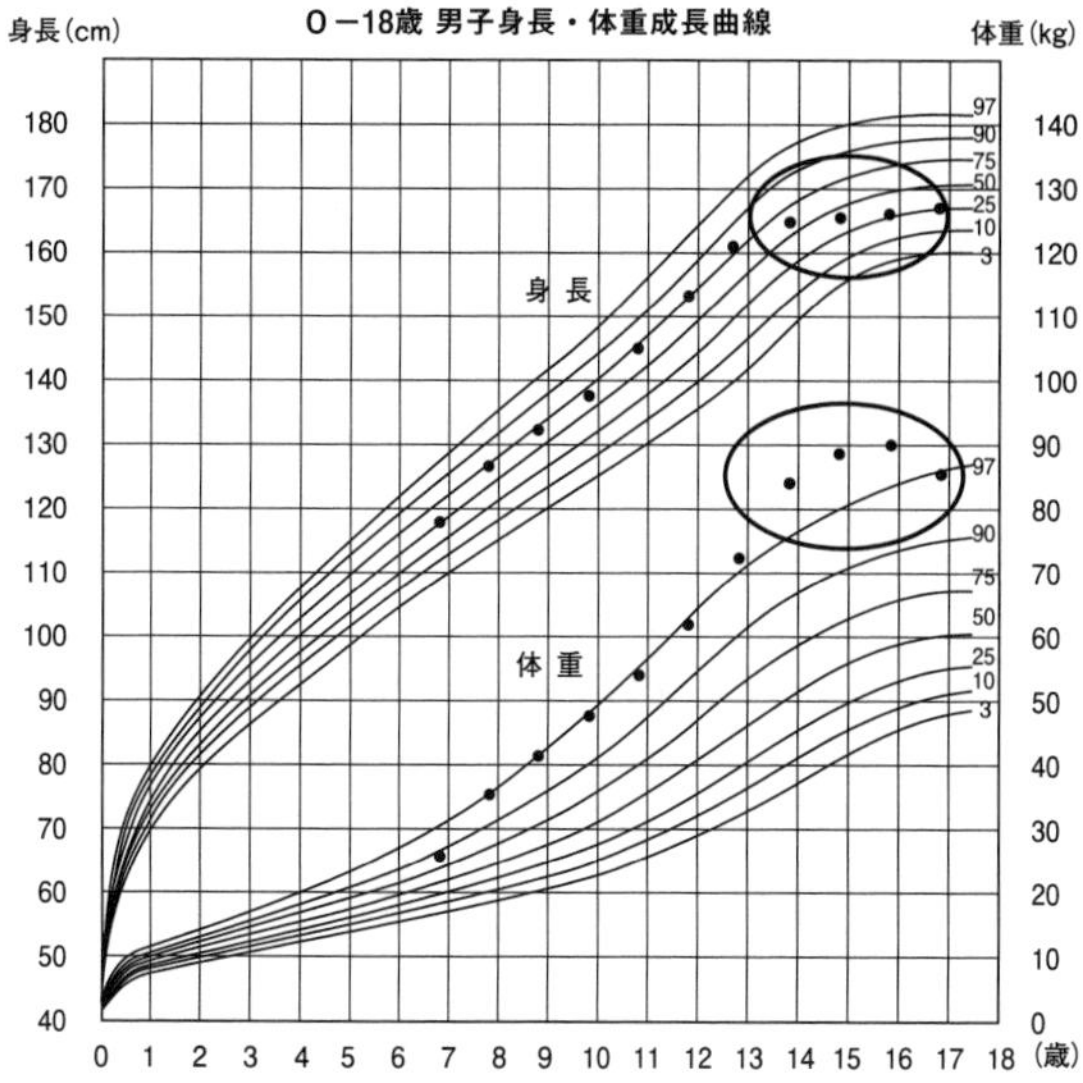

●体重（筋肉）は増えたが中2で身長が止まってしまった男子

ことでした。

しかし、まだ身長がさかんに伸びている時期にウエイトトレーニングを続ければ、過度な負荷を骨にかけ続けることになり、その結果、骨端線が閉じてしまい、身長の伸びが停止することが考えられます。このような残念な例は、部活動をしている男子で時折見受けられます。指導者はおそらく、過度なトレーニングを奨励してはいないでしょう。けれども、もっと力をつけたい、レギュラーを取りたい、などの気持ちが強ければ、隠れてでも無理なトレーニングをしてしまうかもしれません。こうしたことのないよう、指導者は子ども達に、発育段階に沿った正しいトレーニングの仕方を、きちんと伝えるべきであると思います。

指導者に恵まれた大谷翔平選手と佐々木朗希投手

今、アメリカ大リーグで活躍している大谷翔平選手は、高校時代に監督から、「まだ骨が成長段階にあるから、1年生の夏までは野手として起用して、ゆっくり成長の階段を上らせる」という方針を告げられ、変化球などの練習はせず、そのおかげで身長は193㎝まで伸びました。思春期後半に再度伸びる足も、十分に伸びることができたものと推察されます。発育段階を考慮した対応のできるこの監督は、本当に優れた指導者であると思います。

さらに、プロ入り3年目の佐々木朗希投手が、完全試合を達成したことは記憶に新しいと思いますが、その佐々木投手は高校生時代、「令和の怪物」と呼ばれながら、岩手大会決勝戦では監督の判断で投げなかったことが大きな話題となりました。「故障から守るため」という理由であったようですが、チームは大敗して甲子園出場はならず、監督への非

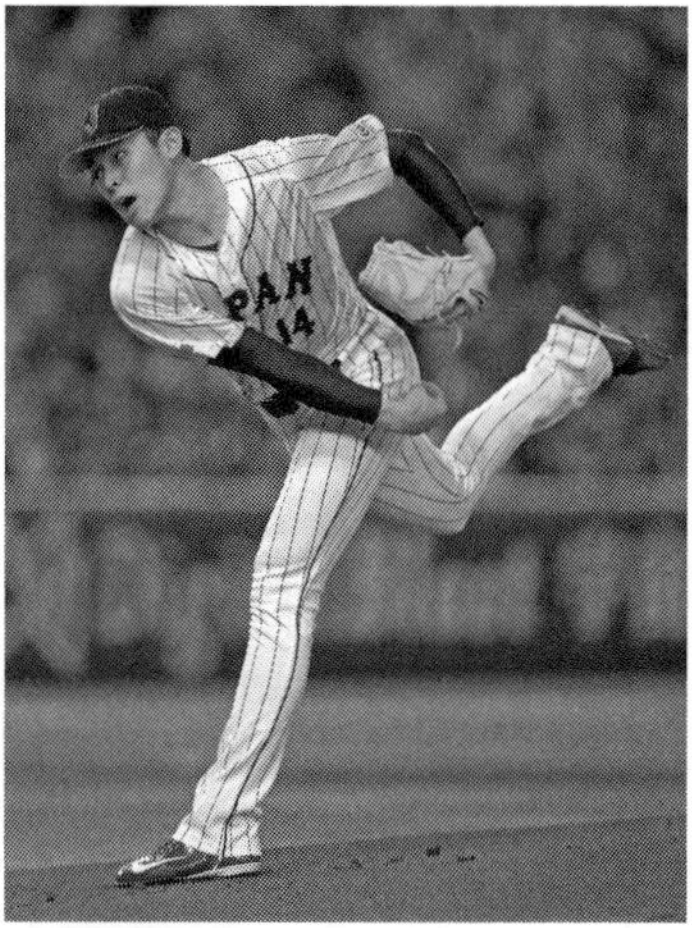

朝日新聞社／Cynet Photo

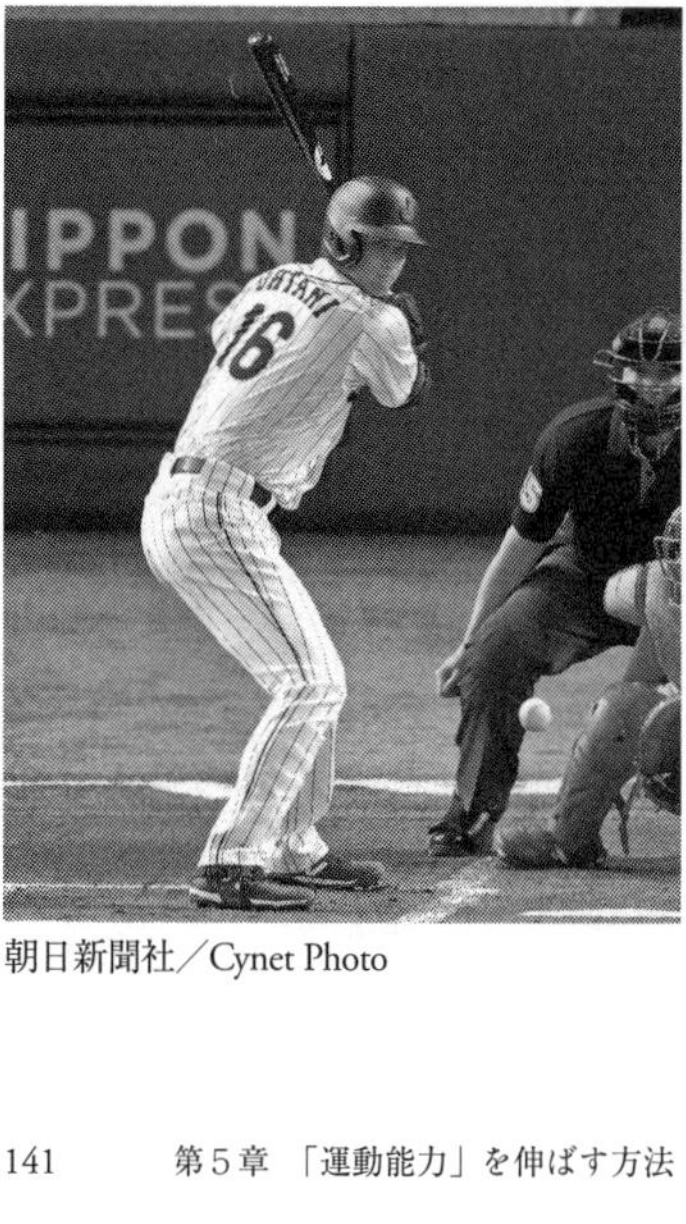

朝日新聞社／Cynet Photo

2023年のWBCで力投する佐々木朗希投手（上）と、二刀流の大活躍でMVPに選ばれた大谷翔平選手。共に、それぞれの発育段階を見極めた高校時代の指導者の的確な判断が功を奏して、存分に能力を発揮できる選手となったと考えられる。

難が殺到しました。しかし、この監督の決断が、その後の高校野球のあり方を変え、エースに頼りきる野球、エースと心中するような野球から、投球数の制限なども取り入れられるようになり、継投策で勝つという野球が主流になっていきました（参考：柳川悠二『甲子園と令和の怪物』小学館新書、２０２２）。

思い起こすと、確かに高校時代の佐々木投手は現在よりさらに細身で、骨がまだ伸びていたように感じます。高校の監督だった國保陽平氏はアメリカでも野球経験があり、そのときに多くの選手が無理をしてケガに泣き、野球の第一線から消えていった姿を目撃したようです。そうした経験から、佐々木投手のように将来限りなく有望な選手を、高校時代に潰してしまうわけにはいかない、と思われたのでしょう。決勝戦に投げさせないことでどれだけ批判されようと、自分が守らねば、という強い信念を貫いたのだと思います。

子どもの発育段階に沿った正しい運動の基本

人間は生まれてから、身長や体重からもわかるように、大きく成長していきます。しかし、どの部分も均一に発育発達するものではなく、器官や臓器によって、最も発達する時期、しない時期など明確な違いがあります。こうしたからだの各部分の発育発達の状態について、今からもう100年近く前になりますが、アメリカの医学者であり人類学者でもあるスキャモンは、根気強く研究を続け、ヒトの器官や臓器の発育発達には4つのパターンがあることを発見しました。その4つのパターンの20歳までの様子を図にしたものが「スキャモンの発育曲線」（145ページ）で、今日でも多くの分野で活用されています。

「スキャモンの発育曲線」が示す4つのパターンの発育発達

ヒトの発育パターンは、「神経型」「リンパ型」「一般型」「生殖型」の4つに分類され、それぞれ特徴的な発育曲線を描きます。

●「神経型」

脳、脊髄、視覚器、頭囲が含まれます。生まれてから最も早く発達し、6歳で20歳時の約90%、12歳で100%に達します。生後12年間は神経系が急激に発達し、さまざまな神経回路が形成されていく時期に当たりますから、そうした時期に合わせて、さまざまな基本的動作、運動を日常的に行い、からだを器用に動かす能力や、リズム感やバランス感覚を高めることが重要になってきます。

●「リンパ型」

神経型の次に、勢いを増すのがリンパ型です。リンパ腺、胸腺、扁桃腺などが含まれます。学童期に急速に発達し、12歳頃がピークで、成人の1・8倍くらいになり、その後次第に落ちて成人の状態になるという、特徴的な曲線を描きます。リンパ型には、免疫力を向上させる組織が含まれますから、小学校高学年頃には、乾布摩擦をしたり、徐々に薄着をしたりするなど、からだを鍛えて免疫力を上げるのに効果的な時期といえます。

●「一般型」

一般型には、身長・体重、呼吸器・消化器・腎臓などの臓器、筋肉や骨、血液量などの発育発達が含まれます。一般型の特徴は、すでに第2章の身長や体重の思春期スパートで見たように、発育急伸期があります。小学校から中学校にかけてからだも大きくなり、リンパ系の発達で免疫力も増すので、この時期は体力や持久力をつけることに適しています。

●「生殖型」

生殖型は、子宮、卵巣、睾丸、前立腺などの生殖器官の発育で、他の3つのパターンと

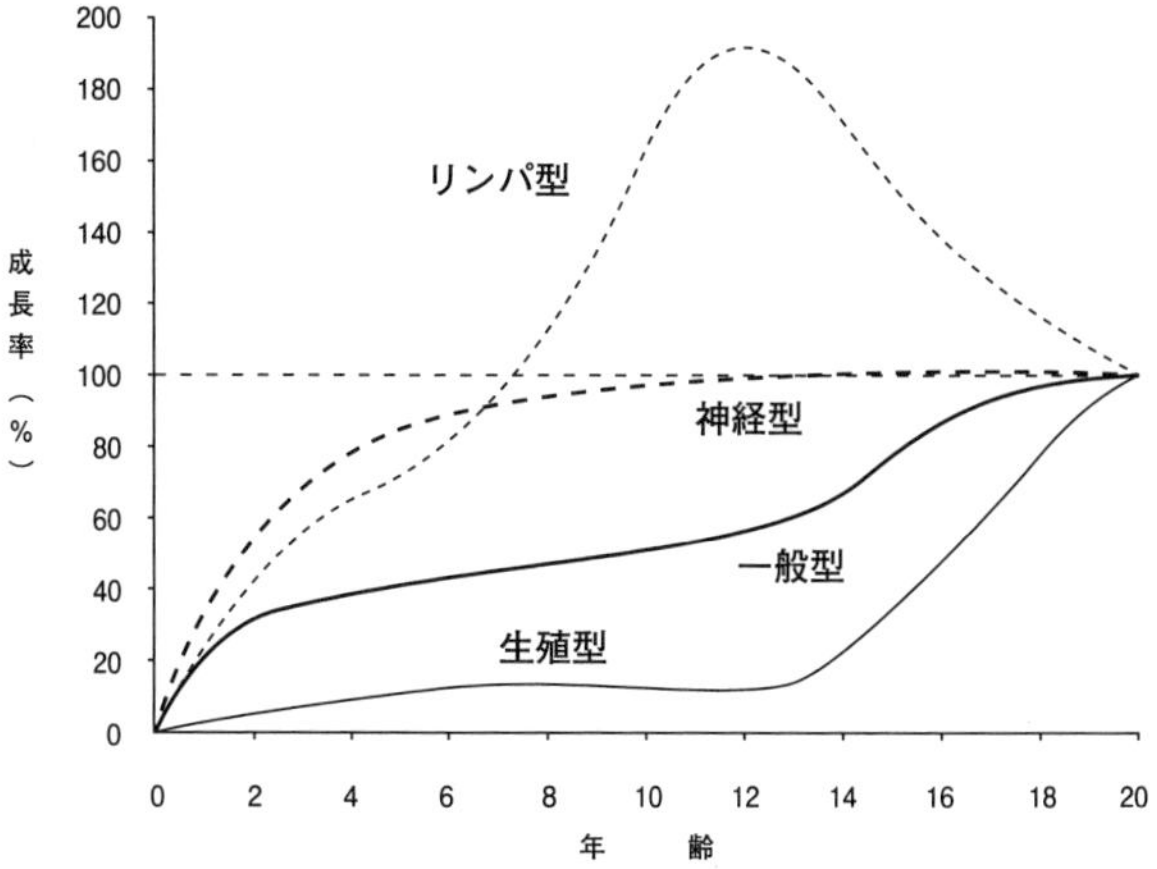

●スキャモンの発育曲線

異なり、小学校前半まではほとんど発達しません。しかし、第二次性徴期（思春期）には急激に発達し、男性ホルモンや女性ホルモンが分泌され、男女のからだの変化も顕著になっていきます。

スキャモンの発育曲線には、からだの臓器や器官が一様に発育発達するわけではなく、それぞれ発育発達する時期が大きく異なることが示されていますが、こうした発育発達の特性を踏まえた、年齢や発育段階における適切な「働きかけ」が大切になります。

子どもの運動能力が伸びやすい「ゴールデンエイジ」とは

左ページの図は、年齢に沿ってどのような運動が効果的であるかを示しています。身長の増加量については、目安として描かれています。

最初に大きく発達するのが「動作の習得」です。発達には「至適時」があり、機能の発達する時期に、それに関連した働きかけをすることが、最も効果的であるとされています。そのためスキャモンの発育曲線の神経型で見たように、非常に早い神経系の発達に合わせて、幼児期では運動能力の基本となる、歩く・走る・跳ぶ・投げる・泳ぐ・滑る、などの動作をまず習得し、小学生になる頃には多様な動作（運動）ができるようにすることが、最も効果の上がる至適時ということになります。子どもの運動能力が伸びやすい5～12歳頃までの時期を「ゴールデンエイジ」とも呼んでいます。

小学校低学年までは広く浅く幅広い運動を

保護者ができることは、まず「遊び」を通して幅広い運動を楽しく習得させていくよう

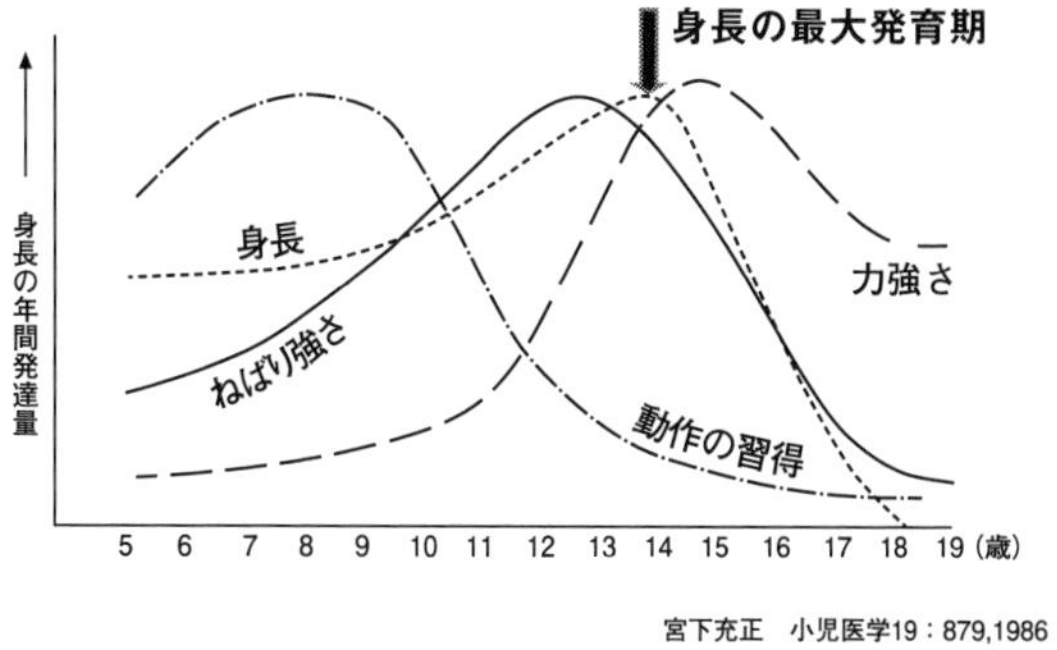

●年齢に沿ってどのような運動が効果的であるかを示している図

身体への働きかけの基本的順序

1．小学校低学年までに
動作の習得（いろいろな動作ができるようになる）
運動の基本的動作を身に付けることが大切
走る、蹴る、跳ぶ、スキップする、投げる、
受ける、打つ、滑る、泳ぐ　など
☆専門的に行うのではなく、いろいろな種目を幅広く

2．小学校高学年から中学時代
ねばり強さの獲得（持久力をつける）
☆からだも大きくなり、免疫力も上がる時期

3．身長が最大発育期を過ぎた後で力強さを獲得
☆骨がウエイトトレーニングなどの負荷に耐えられる

な働きかけです。子どもを集団の保育の場に入れることは、遊びを通していろいろな動作が自然にできるようになるため、「運動の基本的動作の習得」という発育発達の面からも意義のあることです。習い事をさせる保護者も多いと思いますが、小学校低学年までは1つの種目を専門的に行わせるのではなく、広く浅く、いろいろなからだの動きを体験させる目的を持つことが適しています。

次に発達するのは、「ねばり強さ（持久力）」です。これは小学生時代の身長・体重に代表される内臓の発達や免疫力アップで、少しずつ長い距離、長い時間を、歩いたり走ったりすることに挑戦できるようになります。しかし、あくまでも成長曲線の推移を見て、発育に大きな影響が出ないよう、やりすぎないようにすることが大切です。

身長の最大発育期をどう過ごすか

最後に発達するのは「力強さ」です。ここで、前ページの表の「身長の年間発達量」に注目してください。このピークが、ねばり強さと力強さのピークの真ん中にあります。身長のピークというのは、最大発育期に当たります。すなわち、力強さを獲得するピークは、身長が最も伸びる時期の後にくる、ということです。そして、力強さは、ピーク後も発達量が大きく落ちることはありません。本書では、これまで筋力をつけるためのウエイトトレーニングや過度な運動は骨の細胞分裂に損傷を与え、骨端線が閉じてしまったり、ケガをしたりする恐れもあることから、身長が大きく伸びている時期には控えるべきであることを強調してきました。しかし最近では、早い時期から筋力を鍛えるトレーニングを取り入れている種目もあると聞きます。それを受け入れるかどうか、拒否することは難しい場合があるかもしれませんが、保護者としては成長曲線を描き、お子さんがどのような発育段階にあるかを確かめることが必要です。身長スパートの真っ只中にあるときは、身長を犠牲にしてもよいのかということまで考え、家族でよく話し合い、指導者とも相談してください。

次ページからは、子どもの発育発達と運動・スポーツの仕方について、専門家にアドバイスをいただきます。

子どもの成長を守るために　大人がすべきこと・してはならないこと

早稲田大学教授・日本スポーツ協会公認スポーツドクター　鳥居　俊

「子どものからだは大人のミニチュアではない」という文言が小児科の教科書にあります。子ども達のからだは、大人のからだに向かって大きくなるための成長軟骨層を持っていたり、からだの部分ごとの重さの割合が大人とは違っていたりなど、運動やけがに影響する大人との違いがあります。その上、その違いは刻々と変化して大人に近づきます。

また、一般にからだの各部位の成長は中枢側よりも末梢側が先行します。脚でも腕でも、もっとも末梢側の足や手がすねや大腿、前腕や上腕よりも成長が進んでいます。さらに、同じ年齢でも成長の進んでいる子どもと成長がゆっくりな子どもとでも違いがあります。

変形をおこしやすい成長軟骨層

成長軟骨層は大きな骨では中枢側と末梢側の両方に存在し、それぞれで骨の長さを伸ばしていきます。適度な力が加わると骨の伸びが促進されるのか、テニスなどラケットを持って腕を振るスポーツ選手ではラケットを持つ側の骨が反対側より長くなることが報告されています。一方、成長軟骨損傷をおこした野球少年では利き腕が反対の腕より4、5㎝も短くなってしまったという報告もあり、負荷が強すぎると骨の伸びを抑制してしまうようです。

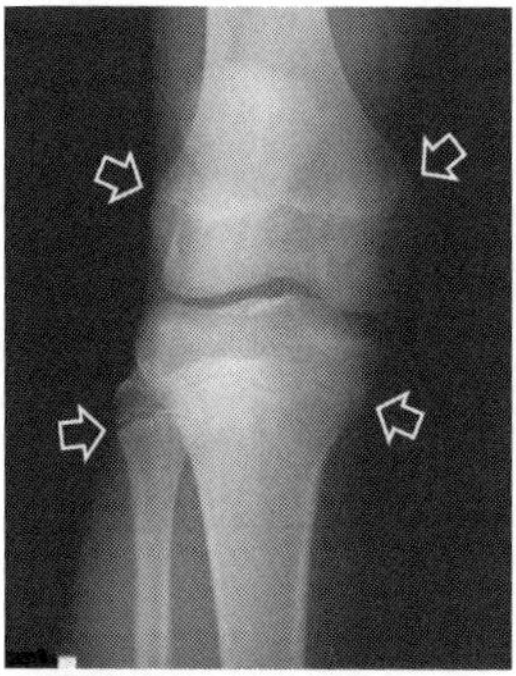

●膝関節付近の成長軟骨層

提供／鳥居 俊

成長軟骨層は筋肉の収縮力によって引っ張られて徐々に痛みや変形をおこすことがあり、その最も典型的なのは膝のオスグッド病と呼ばれる骨端症です。大腿四頭筋の力が膝蓋腱を介して成長軟骨層を引っ張り、引っ張られた結果骨が持ち上がり、見た目でも突出がわかるほどになります。当然、成長軟骨層が傷を受けているので痛みのために好きなスポーツに参加できなくなることがあります。

筋肉の柔軟性低下が強くなる中学生時期

身長がぐんぐんと伸びるスパートの時期には骨の伸びのために筋肉は柔軟性が下がって伸びにくい状態になります。骨の伸びは前述のように末梢側が先行しますから、ふくらはぎの柔軟性低下は大腿部の柔軟性低下より先行して小学校高学年頃に目立ち、大腿部の柔軟性低下は中学生になる頃に強くなります。脚の筋肉の柔軟性が下がった時期には走る、跳ぶ、投げるなどの全身運動の場合に腰への負担が大きくなります。

運動が活発に行われる中学生の時期に、腰の骨は大人のような強さ（骨密度）になっていないため疲労骨折がおこりやすく、疲労骨折が治らないと骨に亀裂ができてしまい、腰椎分離症と呼ばれる状態に進んでしまいます。サッカーや野球のトップ選手では腰椎分離症を持つ割合が40％以上との報告もあり、このけががあるとトップ選手になれないというわけではありません。しかし、強い力で腰を反ったり捻ったりしたときに亀裂の場所が衝突し、痛みが再発して戦線離脱しなければならないことがあります。さらに、近くの椎間板に負担がかかって傷ついてしまい、上下の腰の骨を支えきれなくなり腰椎すべり症という状態がおこりうること、亀裂部が衝突を繰り返すことで盛り上がり神経の通り道（脊柱管）を狭くしてしまうこともあります。当然ながら頑張って運動をする子どもたちはこのようなことを知りません。多くの指導者も親もこのような知識を持ち合わせていることはありません。

オーバートレーニングが招く成長ホルモン阻害

運動負荷が及ぼす影響は成長軟骨部だけではありません。練習時間が長い毎日が続き、練習が休みの日が少ないとけがが増えるだけでなく、疲労が抜けず過労のような状態（オーバートレーニング）に陥ることがあります。日本陸上競技連盟の調査では、全国大会に参加した小学生の選手の40％程度にオーバートレーニングのような症状の経験が見られると報告されています。大人のオーバートレーニング症候群では脳の内分泌の中枢である視床下部からのホルモンの低下や自律神経機能の乱れがおこり、よく眠れないなどの睡眠障害を含む全身のさまざまな症状がおこり、けがも治りにくくなります。成長期の子ども達にこのような状態がおこると、成長ホルモンや甲状腺ホルモンなどのまさに身体成長に関わるホルモンが減ってしまうことが考えられます。そうなると、身長の伸びも抑えられてしまう可能性があります（この年代のスポーツ選手で内分泌検査を行った研究がありませんので推測です）。もちろん、これらのホルモンが低いと骨や筋肉も増えにくくなってしまいます。そもそも、一生の間でもっとも骨を蓄える時期は身長増加のピークの前後4～5年間です。この時期に骨を蓄えられないと、少ない骨量のまま大人になり、将来骨粗鬆症になってしまう危険があります。

「痛みに耐えて頑張る」は厳禁

では、子ども達が健全にからだを成長させながら運動を楽しんでいくためにはどうしたら良いでしょう？　まず最も大事なこととして、「痛みに打ち勝って頑張る」ようなことは厳禁です。痛みはからだからの「運動を中止せよ」という赤信号ですから、負荷を加えることは中止すべきです。また、動きが悪くなっていたり、腫れや違和感が自覚されていたりするのは少なくとも黄信号です（既にけがになっていて赤信号の場合もあります）。このような赤信号、黄信号のときには原因となる動作を中断し、赤信号のときはできることなら整形外科を受診し、診察や検査を受けて患部がどのような状態であるか診断をしてもらいましょう。黄信号のときは、休むことで良くなるかどうかを注意深く観察します。休ませても良くならない場合は診察や検査を受けることを勧めます。全身的な疲れについては、練習から帰ってくると食事がのどを通らないぐらい疲れている、朝練や午後からの練習もあって睡眠時間が不足して昼間も眠い、などの兆候があるようなら休養不足でしょう。日本の子ども達の睡眠時間は世界的にみても少ないと報告されていますが、睡眠中に成長ホルモンが分泌され運動で傷ついた骨や筋肉などからだの組織の修復が行われるため、睡眠はとても重要です。

指導者は、それぞれの子どもの成長に合った運動計画を

指導者や親が子どもに過大な期待を持ちすぎて、子どもはその期待に応えようとして痛みを隠したり、我慢したりして頑張った結果、完治が難しい状態にまで進んでし

まうことがしばしばあります。スポーツ外来で子ども達を診察していると、成長期特有の成長軟骨のけがで受診した子どもに同行した親が「いつ練習できるようになりますか」とか、「推薦で次の学校に行かせたいので完治させてください」など、子どものけがをいたわるのではなく、運動で活躍してくれることへの期待ばかりを口にすることがあります。このようなプレッシャーの中では子ども達は心も疲れてしまうのではないか、と不安になります。

けがをした責任は子どもにはありません。特にスポーツ障害と呼ばれる、繰り返しの負荷によるオーバーユースのけがは練習の量や強度、休養の取り方など練習計画の問題が背景にあり、同じ年齢であっても成長の早い子と遅い子ではからだに違いがあるため練習計画の影響も異なってきます。成長が遅い子どもには無理のない計画で運動ができるように、それぞれの子どもに合った練習内容を考えていくことが成長期の子どもたちを指導する指導者には求められます。

成長途上の子ども達に、今結果を求めるのではなく、健康に成長した成長完了後にしっかりと希望のスポーツで活躍できることを期待するのが本来の姿でしょう。最近、いくつかの競技で小学生の大会を中止する決定が報道されました。体格の差が影響する競技では、早熟の子どもが有利になることが多く、早熟の子どもは小学生でチャンピオンになっても、その後中学生、高校生で身長が伸びず、晩熟の子どもに追いつかれ追い越されて挫折感を味わう、という事態もあります。子ども達の運動と成長について、冷静に考え直すことが必要です。

鳥居 俊［とりい・すぐる］
早稲田大学スポーツ科学学術院教授。1983年東京大学医学部卒業。専門分野は、スポーツ整形外科、発育発達（成長）学。日本臨床スポーツ医学会理事・学術委員長、日本スポーツ協会公認スポーツドクター、日本陸上競技連盟医事委員。

第6章

わが子の「成長曲線」を描いてみる

これまで読まれた方は、成長曲線が体の健康状態ばかりでなく心の健康状態まで表し、生活環境までも語るものだということが、おわかりいただけたと思います。

子どもの身体計測値を基準線上にプロットすれば、何よりも健康に育っていることの確認ができます。そして、思いがけない変化や異常に気づくことができます。成長曲線は子育てには欠かせないものなのです。そこで、保育園や幼稚園、学校から持ち帰った身長と体重の計測値を、何cm伸びた、何kg増えた、ということを確認するだけで数値のままにしておかないで、ぜひグラフに、成長曲線として表していただきたいのです。

まずは母子健康手帳の活用を

成長曲線を描くなんて難しそう……と思われる方でも、現在の母子健康手帳には、0歳から6歳までの成長曲線を描くページが必ず載っています（25ページ参照）。また後ろの方になりますが、ほとんどの母子健康手帳には、0才から18才までの成長曲線を描くページも掲載されていますので、拡大コピーするなどして、子どもの計測値をパーセンタイル基準線上に手書きでプロットすることができます。予防接種の記録が大切なのはよくご存じと思いますが、発育の記録は3歳くらいになると保育園や幼稚園で管理されるので、母子健康手帳はそれほど利用しなくなるかもしれません。しかし、予防接種ではずっと活用するのですから、それと同様に、生まれてからずっと成長曲線をつけていくというのは、子どもの健康を守るだけではなく、成長の証として、親と子の何よりの宝物になると思います。（171ページから成長曲線グラフのフォーマットが掲載されています）

「パーセンタイル」と「平均値±標準偏差」による成長曲線

現在の成長曲線は、2種類の基準線が使われています。一つはこれまで見てきたパーセンタイル基準線を用いた成長曲線ですが、もう一つは平均値±標準偏差（Mean±SD）を基準線にした成長曲線です。本書でも第3章の事例3（78〜79ページ）で使われていました。

一般的には、母子健康手帳でも学校でも、パーセンタイルによる成長曲線となっていますが、昔は学校などに、製薬会社から平均値±標準偏差による成長曲線のグラフ用紙が届けられ、養護教諭はそれを用いて、気になる児童の成長曲線を描いていたという経緯があります。現在でも、小児科や成長を専門とする医師は、平均値±標準偏差の成長曲線を使っていますが、これは低身長を判断する場合、マイナス2SD以下かどうかをまず見るために、また、マイナス2・5SD、マイナス3SDも確認するために使われています。

しかし、身長は平均値と50パーセンタイル値とが大きく違わないので、一般でも使用できるのですが、体重となると、年齢が上がるほど平均値と50パーセンタイル値が違ってくるので、体重を平均値±標準偏差で判定するのは問題があります。50パーセンタイルとは、同年齢の全体の人数の真ん中にくる人の値ですが、平均値は同年齢の平均の体重となりますから、平均値は重い方に引っ張られます。年齢が上がると100kgを超える人もいますので、その値が平均値を押し上げます。平均値±標準偏差の成長曲線は、5本の基準線が等間隔ですが、パーセンタイルを用いた成長曲線をよくご覧いただくと、体重の50パーセンタイル基準線は7本の曲線の真ん中にはないことがわかるでしょう。

もし、手元に平均値±標準偏差のグラフ用紙をお持ちであれば、それを使用してもよいのですが、体重に関しては、このようなことがあることを念頭に置いてください。

幼児期・学童期の身長、体重の測定データは必ず保管

身長や体重の測定は、保育園や幼稚園で行っていますが、測定データはどのように保管していますか？　チラと見ただけで、あ、増えている、よし、くらいで済ませている方が多いのではないでしょうか？　実は私も子育て中、測定されたデータに対して、そのような感覚しか持ち合わせていませんでした。何年か後に発育の研究をするようになって、いざ探してみると、捨てた覚えはないのに見つからないのです。まったくなんという母親かと反省したのですが、失くしてしまったデータはどうにもなりません。その時点で測った身長、体重は、もう二度と測り直すことはできないのです。データは本当に大切です。

学校では、学校保健安全法で1年に1回、4月の新学期から6月30日の間に必ず測るように定められています。また多くの小学校では、4月、9月、1月の新学期初めに測っているので年3回、中学校は年に1回か2回は行われているでしょう。え？　たったそれだけ？　と思われるかもしれませんが、それでも十分です。それらをきちんとプロットして成長曲線として表せば、たいていのことはわかります。

ただし、法律で測定期間まで決められているとはいえ、ここ数年のコロナ禍においてはこれまで通りにいかず、特に2020（令和2）年度では緊急事態宣言も出されて測定は11月以降にずれてしまいました。もしご家庭でその前に測っていたなら、その値も入れてプロットしておくとよいでしょう。

こうしたデータを全部プロットするのは大変だと思われる方は、全部でなくてもよいので、3か月に一度あるいは半年に一度でも、時には1年に一度でも、また気づいたときでも結構ですから、ぜひ成長曲線上にプロットしてみてください。後になって、本当によかった！　と必ず思うことになりますよ。

家庭での身長の測り方

家庭で測る場合、正式な身長計はないと思いますので、小さいうちはおもちゃ売り場などにある身長計でも大丈夫です。大きくなったら、その上に巻き尺などを付け足すことも可能です。ただ、やはり誤差が大きいので、保育園や幼稚園、学校などで測ってもらったデータを利用するのが一番よいと思います。もし腑に落ちない値がある場合は家庭で測り直す、という程度でよいでしょう。ただし、測り方については守るべきことがあります。

① 時間帯と場面を決めて測定する

家で正しく測定する方法についてご説明しましょう。

身長でも体重でも、まず大切なことは、一日のうちで測る時間帯と場面を決めておくことです。私達の体には日内変動（64〜65ページ）があり、一日の中で身長・体重は大きく変わります。朝測ったり夜測ったりとバラバラな測り方をすると、日内変動のせいで、身長なら1㎝くらい、体重は食事の前後や朝と夜で大きく違ってしまいます。そこで、せめて午前か午後、食事前か後かなど、大まかな時間帯と場面を決めて測ることが大切です。

身長は起床後30分くらいで1㎝ほど縮んでしまい、その後も少しずつ縮んでいくので、一番安定している夜の寝る前あたりがよいと思います。

また、体重は、朝起きてすぐの排尿後が一般的には最も軽くなりますし、夜寝る前はそれよりも重くなります。体重は、今やデジタル体重計が主流で50ｇ単位で測れるものもありますが、１００ｇ単位のもので問題ありません。入浴の前後、裸になったタイミングで測るのが望ましいですが、寒いときはパジャマを着たまま測り、後からパジャマの重さを引けばよいでしょう。パジャマの重さはだいたいでもよいのですが、より正確に知りたければ、パジャマそのものを測るか、別の服を着て測った後でパジャマを手に持って測ると、その差から求められます。

② 身長の測り方

身長を測るときは、かかとを壁につけて、背筋を伸ばして、まっすぐ前を見る姿勢で測ります。その際に足先を30〜40度開くと、自然に膝が伸びます。また、頭、かかと、おしり、背中をきちんと壁につけて、背中をそりすぎないこと。あごを少し引いて、目と耳が水平になるように、まっすぐ前を見ると、正しく計測できます。

③ 理想的な測定間隔

これはあくまで「理想」ですが、乳幼児期は2〜3か月おき、学童からは3か月おきくらいにプロットするとよいと考えています。

保育園は1か月に1回測ることが奨励されています。幼稚園も1か月に1回測っているところが多いと思います。しかし、それらをすべて成長曲線としてプロットするのはおそらく大変だろうと思いますし、細かすぎると神経質になってしまい、少しの変化でも気に

●家庭での身長の測り方

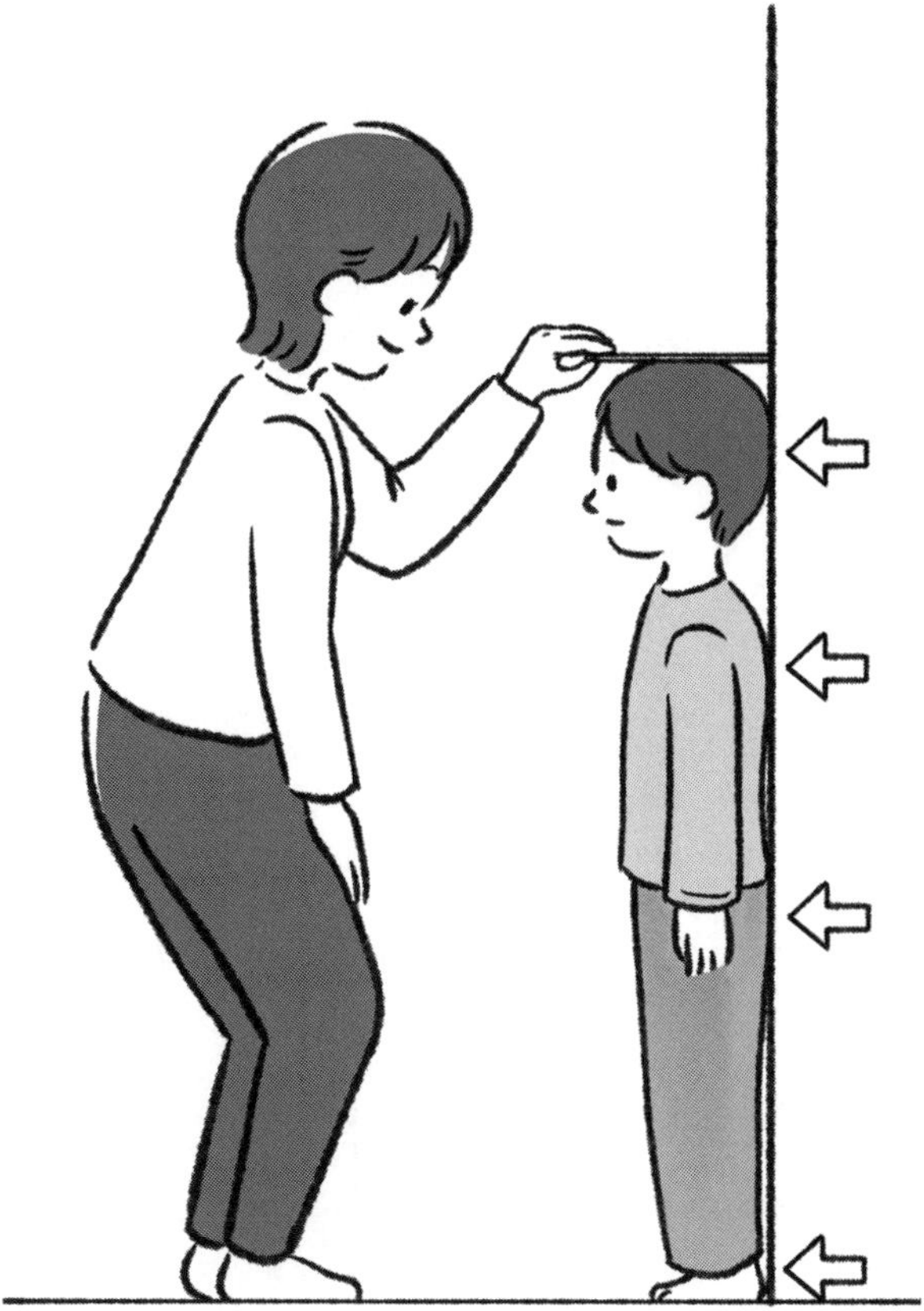

矢印の４点をしっかり壁につけて、まっすぐに前を見て水平に測定します

＊『児童生徒等の健康診断マニュアル』（日本学校保健会）を基に作成

なることがあるかもしれません。もちろん子どもの様子がおかしいなどの心配があれば、細かい間隔でのプロットは何らかの情報を与えてくれますが、元気であれば2、3か月に1度くらい（それもきっちりではなくてもよいので）が適当だと思います。

小学校に入れば、4月、9月、1月の新学期ごとのデータが手に入ると思いますので、それに加えて、体重だけでもよいので7月に測ってみると、7月から9月の体重の増加量、つまり夏休み中の体重の変化がわかることになります。繰り返しますが、夏休みに生活習慣が乱れると、夏休み明けに体重が増えます。そのような生活習慣が毎年続くようであれば必ず肥満になりますから、9月にしっかりとチェックして、もしも大幅に増えていることがわかった場合は、家庭で話し合って改善していきましょう。

子どもの成長を客観的に見られるのが成長曲線

子どもの発育は途中で途切れることなく、ずっと続いていくものです。それを一貫して見守ることができるのが成長曲線です。それほど成長曲線は、子どもの成長とリンクする情報をたくさん与えてくれます。そして、そのほとんどは元気に育っていることの証にな

ります が、中には異常が見られることもあります。もし何かおかしいと感じたら、子どもの様子をよく見ながら、心配であれば、成長曲線を持参して受診するとよいでしょう。

とても辛い話ですが、高校2年生のとき、脳腫瘍で亡くなってしまった男の子がいました。この話をしてくれた養護教諭によると、その男の子は高校入学時の身長が150㎝くらいで、随分小さな子だなという印象だったそうです。そして高校2年生のときに突然状態が悪くなり、病院に行ったときはすでに手遅れでした。

その後、私がデータをいただいて成長曲線を描かせてもらったところ、すでに小学校2、3年生くらいで発症したのではないか、と思われる身長の推移でした。もともとは標準の身長だったのです。しかし身長スパートはなく、身長の伸びも少なく、小学校の半ばから中学、高校にかけて、集団の中で次第に小さい方に移行していきました。しかし当時は、小さいなぁと思われるだけで、それが病気のせいとは誰も気が付いていませんでした。もし、どこかの時点で成長曲線を描いていれば、遅くとも中学生のうちには異常な発育過程であることに気づき、検査を行い、手術や治療につなげられたのではないかと思います。データを提供してくれた養護教諭も、成長曲線を描くことの大切さを痛感していました。

また、別の事例ですが、小学生の頃からどうも身長が伸びず、遺伝なのかなと思っていたら、実は扁桃腺肥大のため睡眠時無呼吸症候群となってしまい、成長ホルモンの分泌が阻害されて、とうとう身長が伸びなかった、という例もあります。その子が今では医師となり、睡眠の専門家として活躍しているのですが、どうして誰も気づいてくれなかったのか、成長曲線があればと、今でも残念に思っているとのことでした。

親は、子どもの発育を客観的に見るのが意外に難しいものです。しかし成長曲線をつければ、客観的な判断材料になります。また、子どもの成長曲線があれば、見る人が違っても共通理解が得られ、いろいろなことがわかります。言葉以上に役立つのが成長曲線なのです。

成長曲線は、子育ての最強ツールです。今後、日本の子どもの心身の状態を見守る手段として、乳幼児から高校卒業まで一つの成長曲線としてつなげたい、というのが私の心からの願いです。

成長曲線グラフ　フォーマット

・男子０－６歳　パーセンタイル成長曲線
・男子０－18歳　パーセンタイル成長曲線
・女子０－６歳　パーセンタイル成長曲線
・女子０－18歳　パーセンタイル成長曲線
・男子１－６歳　肥満度判定曲線
・男子６－17歳　肥満度判定曲線
・女子１－６歳　肥満度判定曲線
・女子６－17歳　肥満度判定曲線

＊パーセンタイル成長曲線は、2000年度の厚生労働省・乳幼児身体発育調査報告書（０～６歳）と文部科学省・学校保健統計調査報告書（６～17歳）データに基づき、著者が作成。
＊以下のURLより、A4サイズでダウンロード可
https://sho-education.jp/seicho/seicho.zip

〈男子〉　0－6歳　パーセンタイル成長曲線

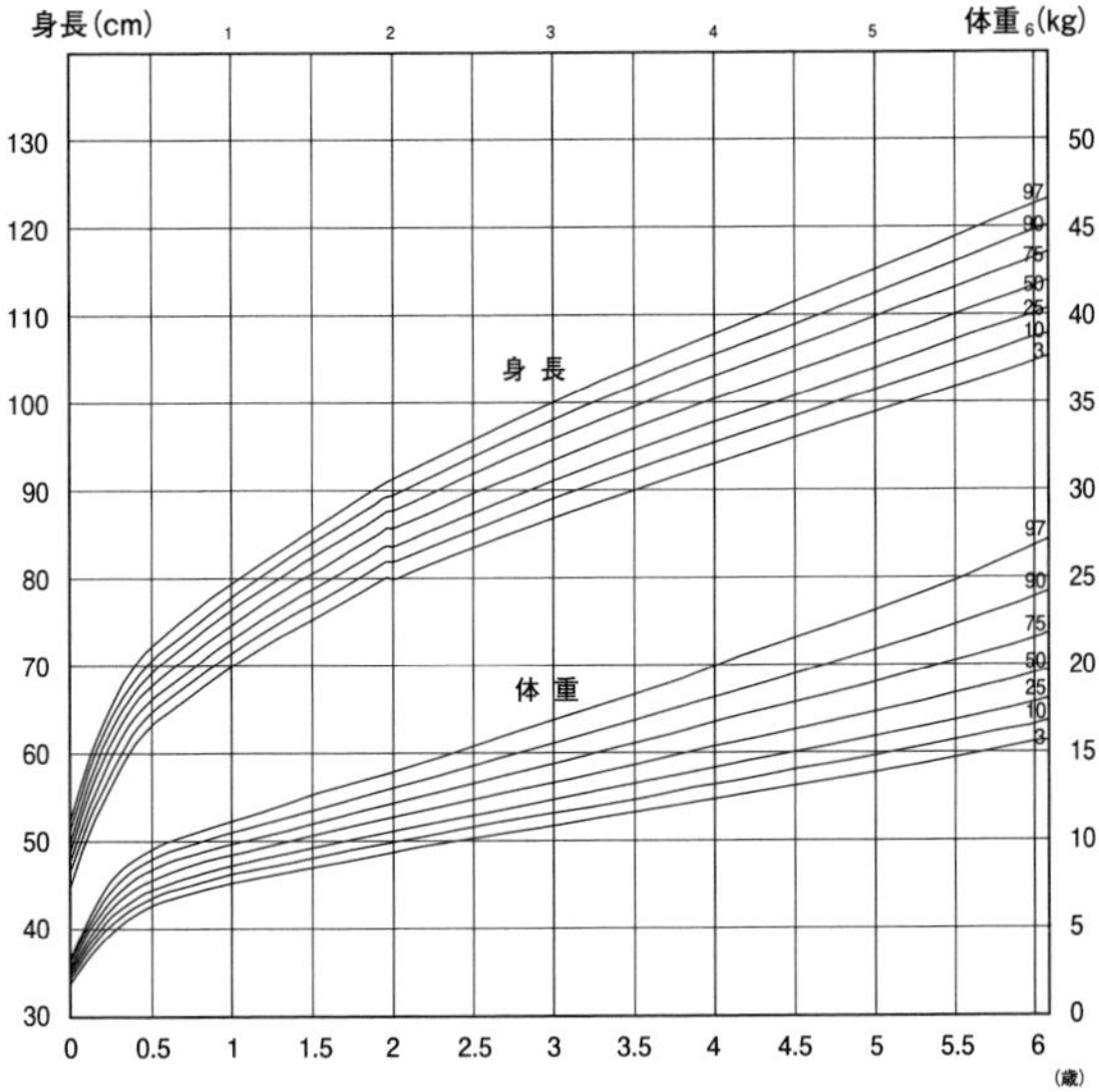

〈男子〉 0－18歳 パーセンタイル成長曲線

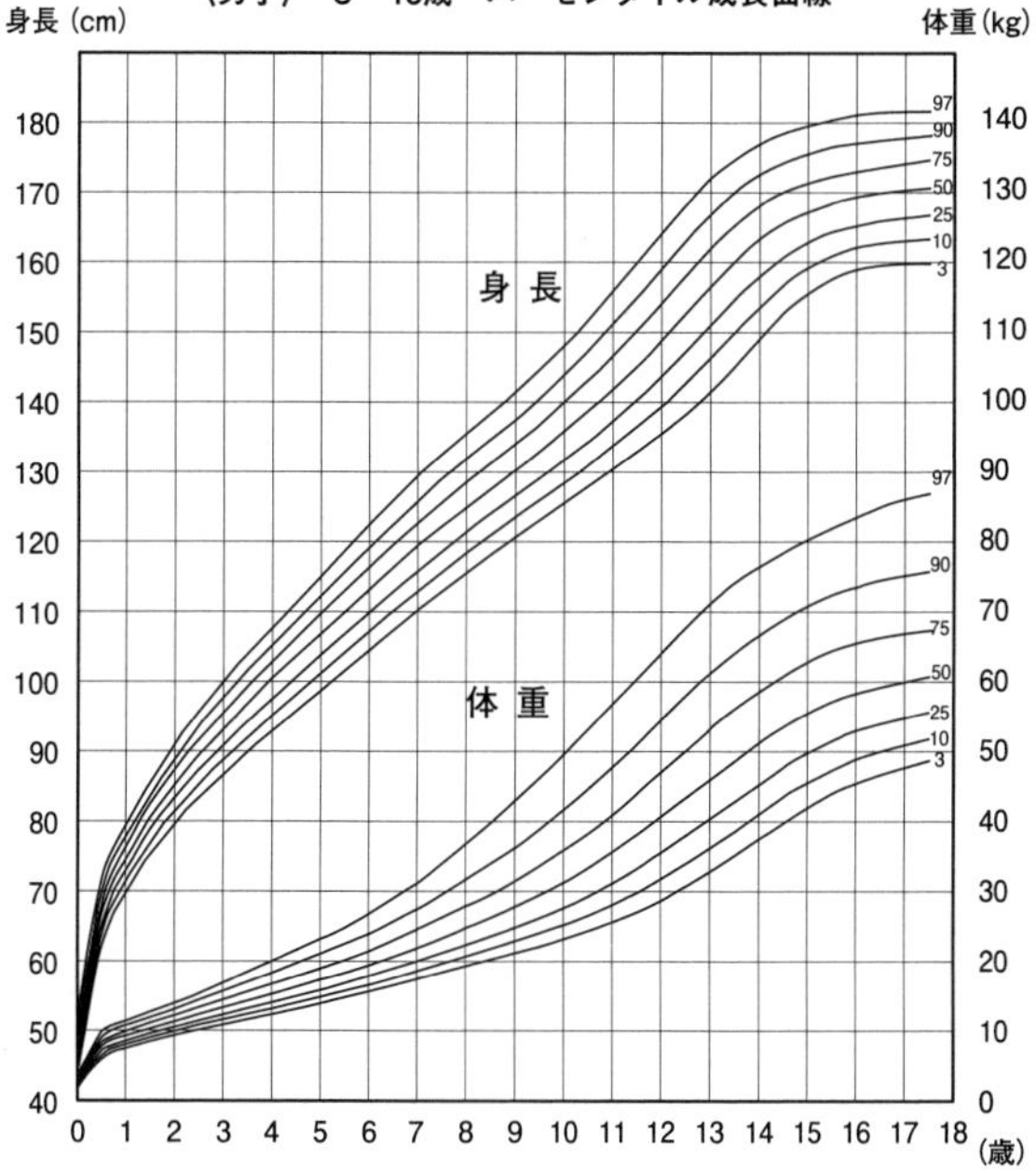

〈女子〉 0－6歳 パーセンタイル成長曲線

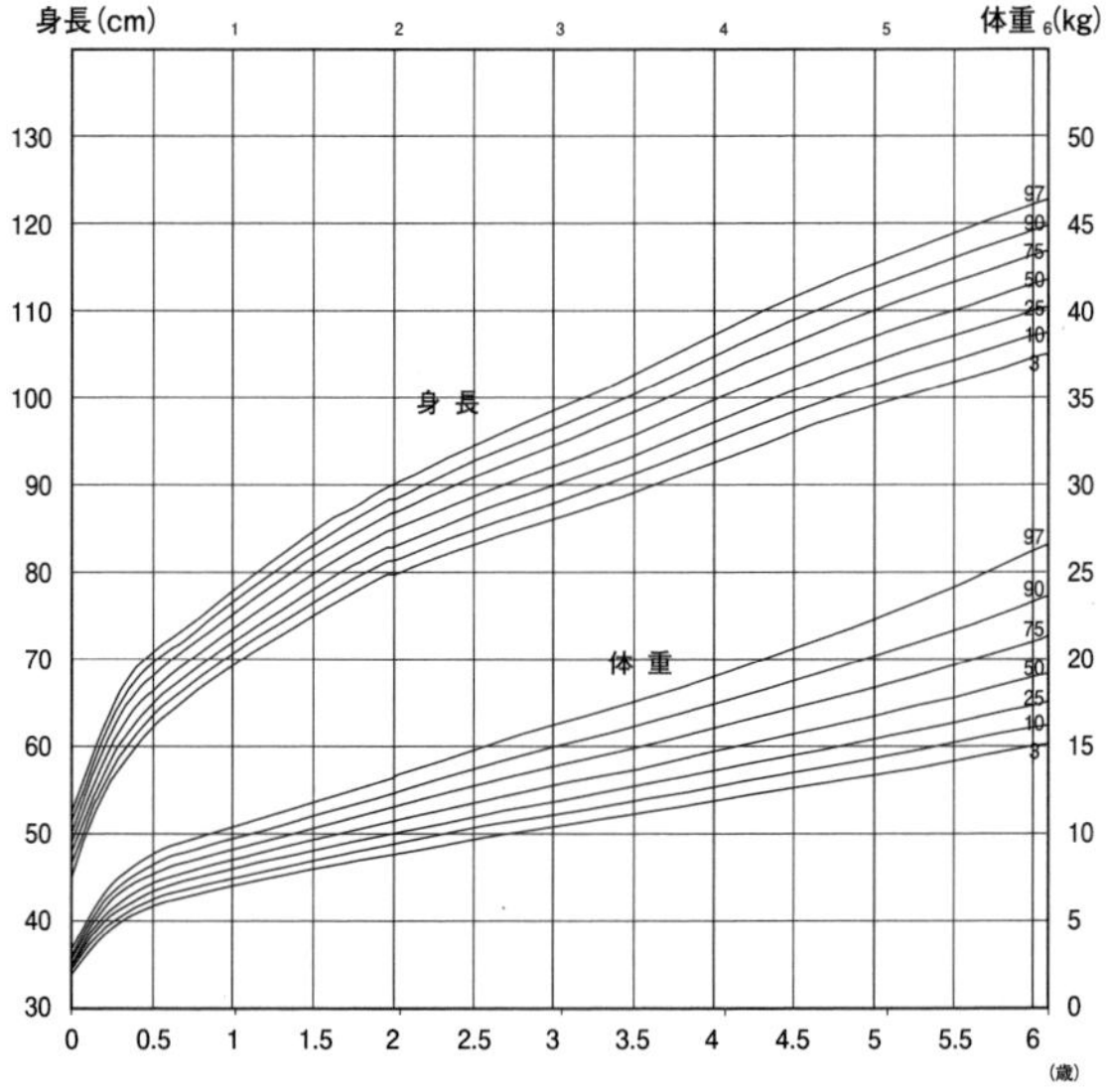

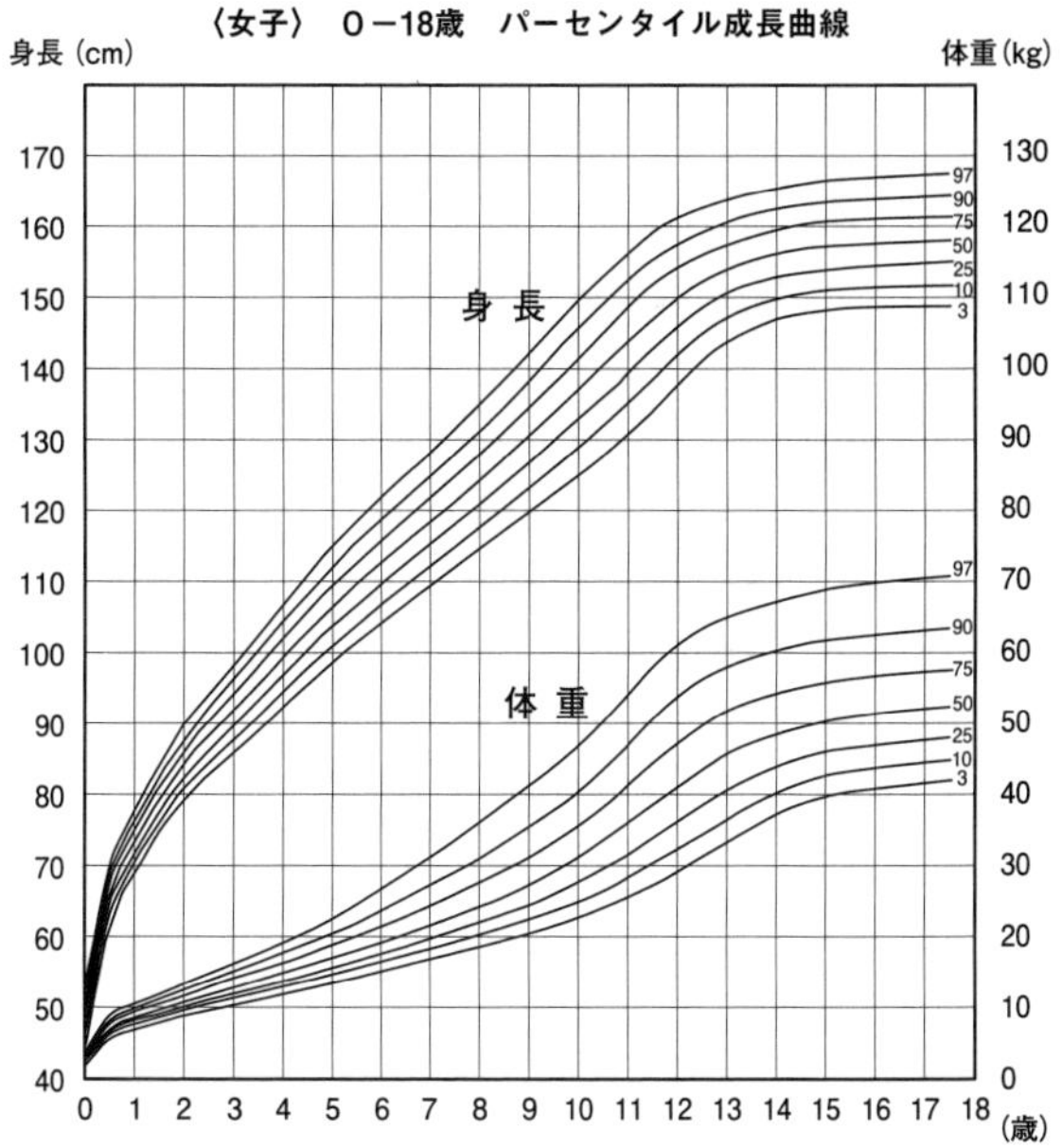
〈女子〉 0－18歳 パーセンタイル成長曲線
身長（cm）
体重（kg）
身 長
体 重
97
90
75
50
25
10
3
170
160
150
140
130
120
110
100
90
80
70
60
50
40
130
120
110
100
90
80
70
60
50
40
30
20
10
0
0 1 2 3 4 5 6 7 8 9 10 11 12 13 14 15 16 17 18
（歳）

〈男子〉 1－6歳肥満度判定曲線

（2000年度乳幼児身体発育調査）

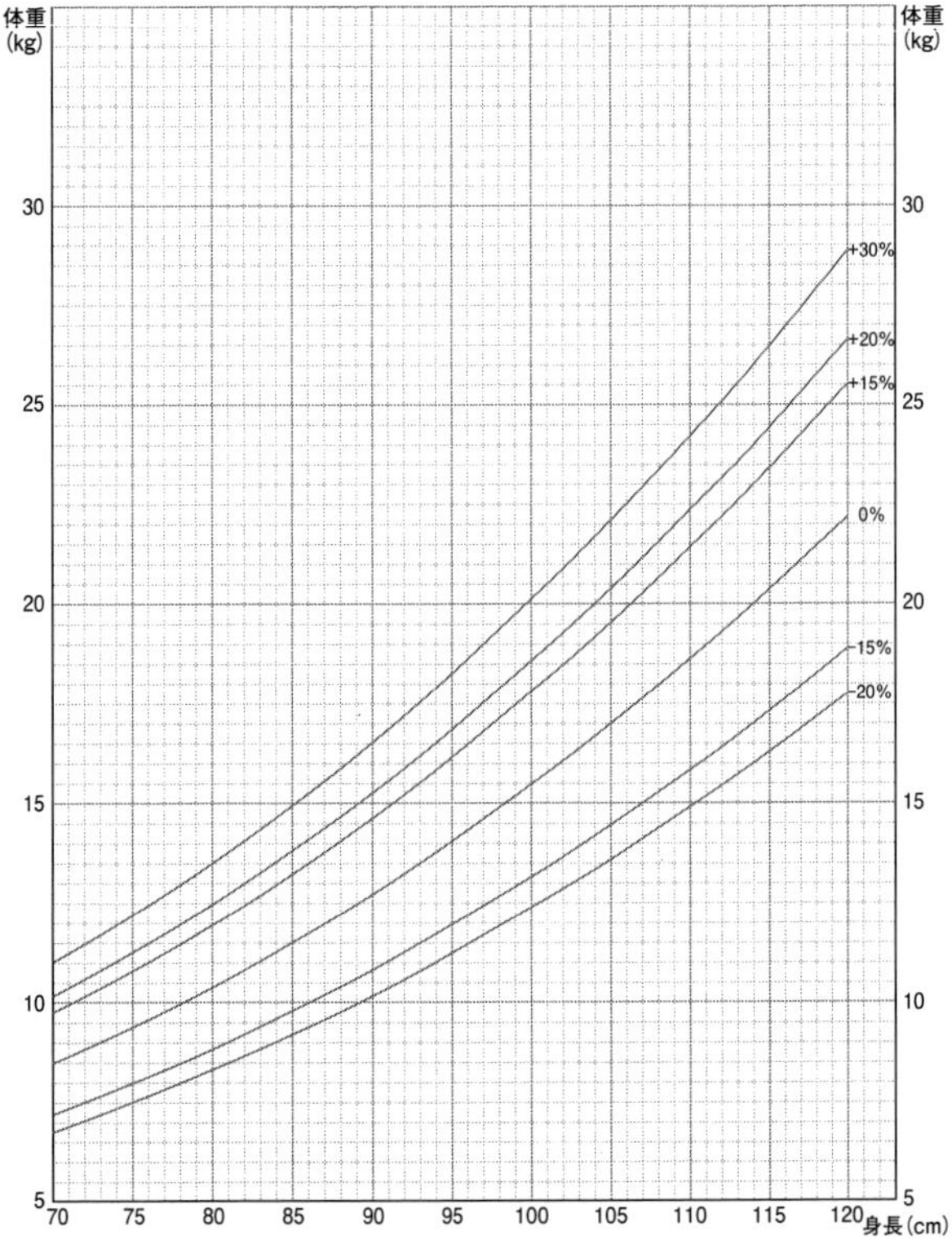

〈男子〉　6－17歳肥満度判定曲線
(2000年度学校保健統計調査)

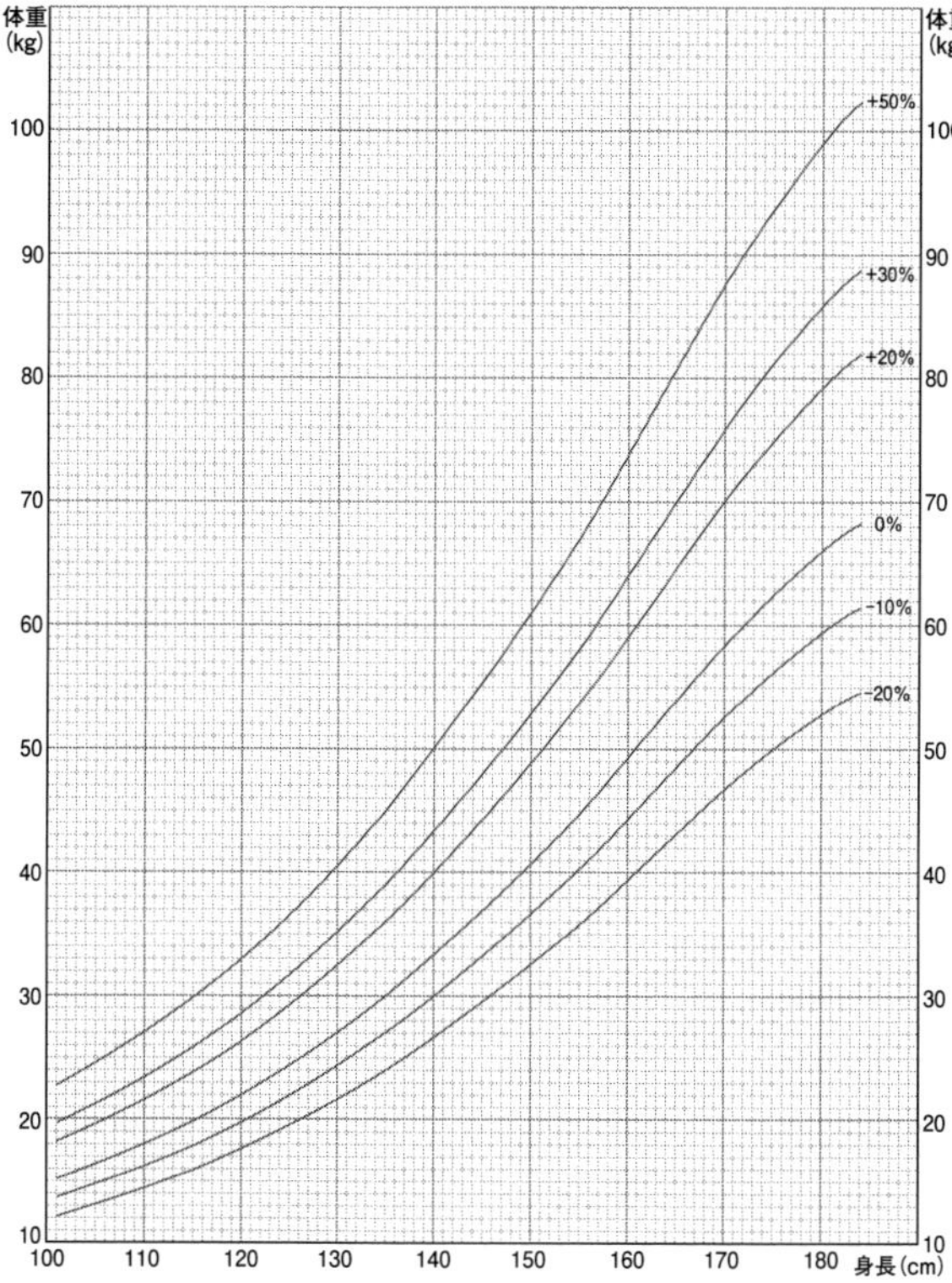

〈女子〉 1－6歳肥満度判定曲線

(2000年度乳幼児身体発育調査)

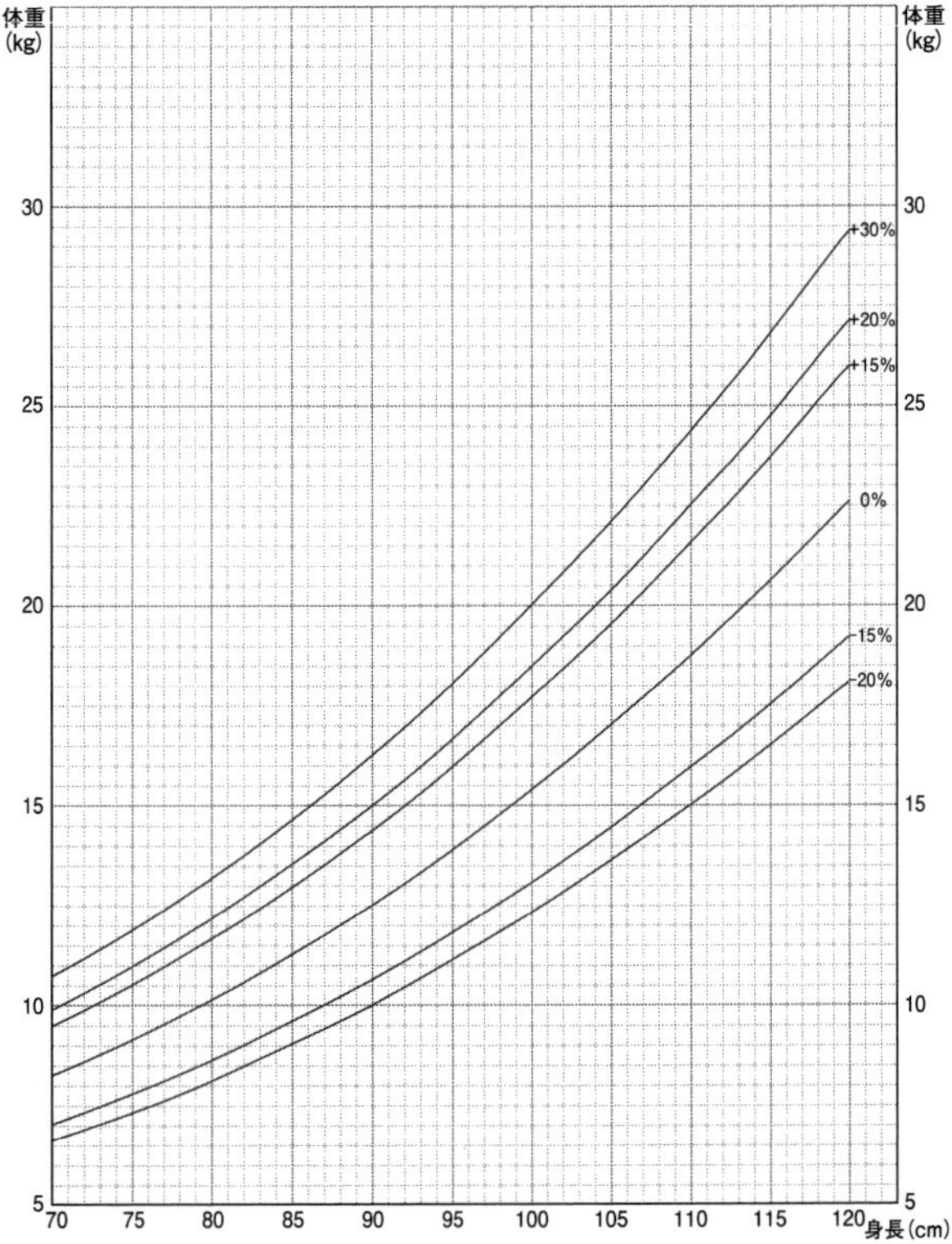

〈女子〉 6－17歳肥満度判定曲線

（2000年度学校保健統計調査）

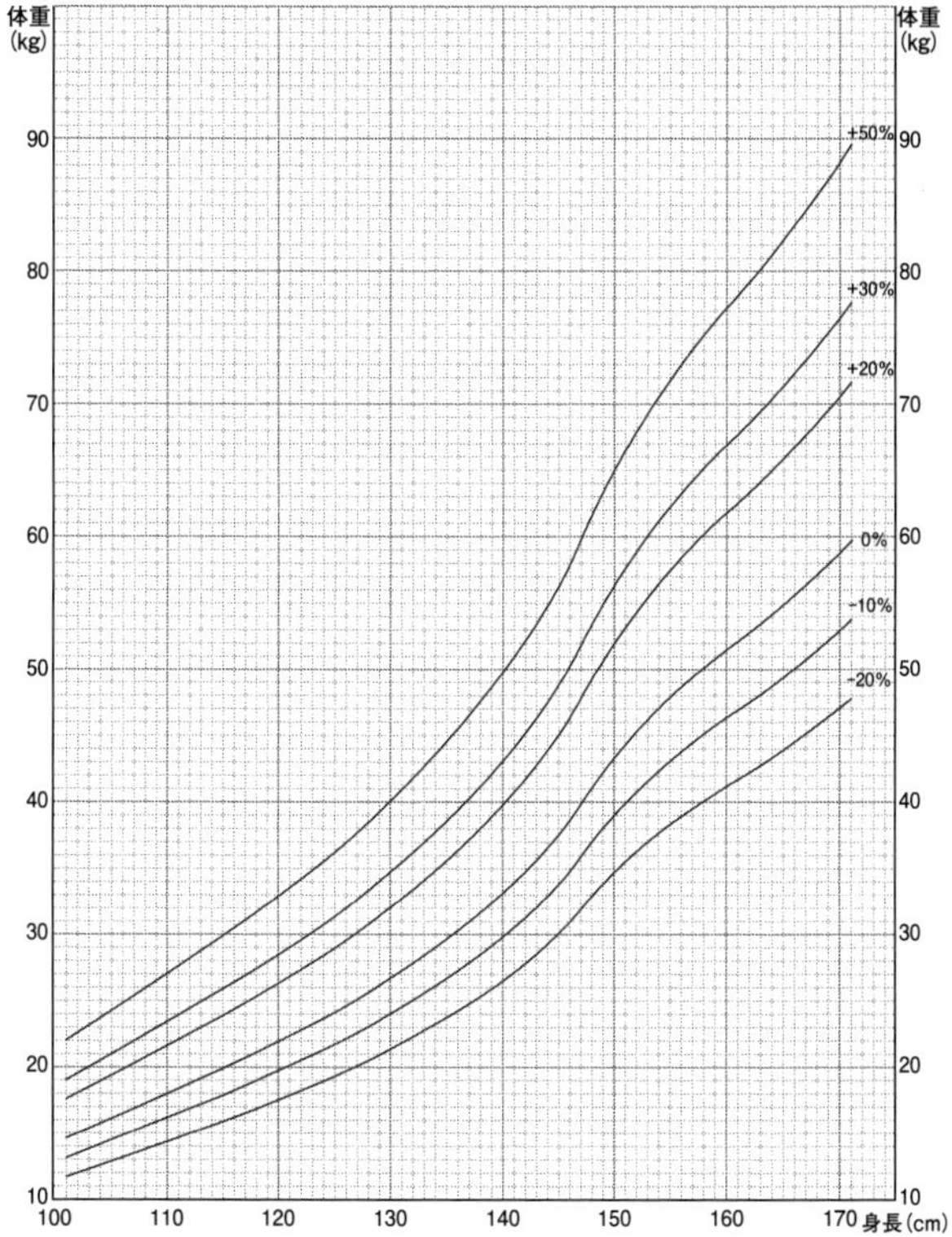

は一つ後のグラフに移動することができますので、クラス全員を一人ずつ連続して確認することができます。

なお、個人画面では、データの修正はできません。入力ミスをした時は「一覧表」画面に戻って修正してください。

※この説明は188ページからお読みください。

5）印刷

個人画面

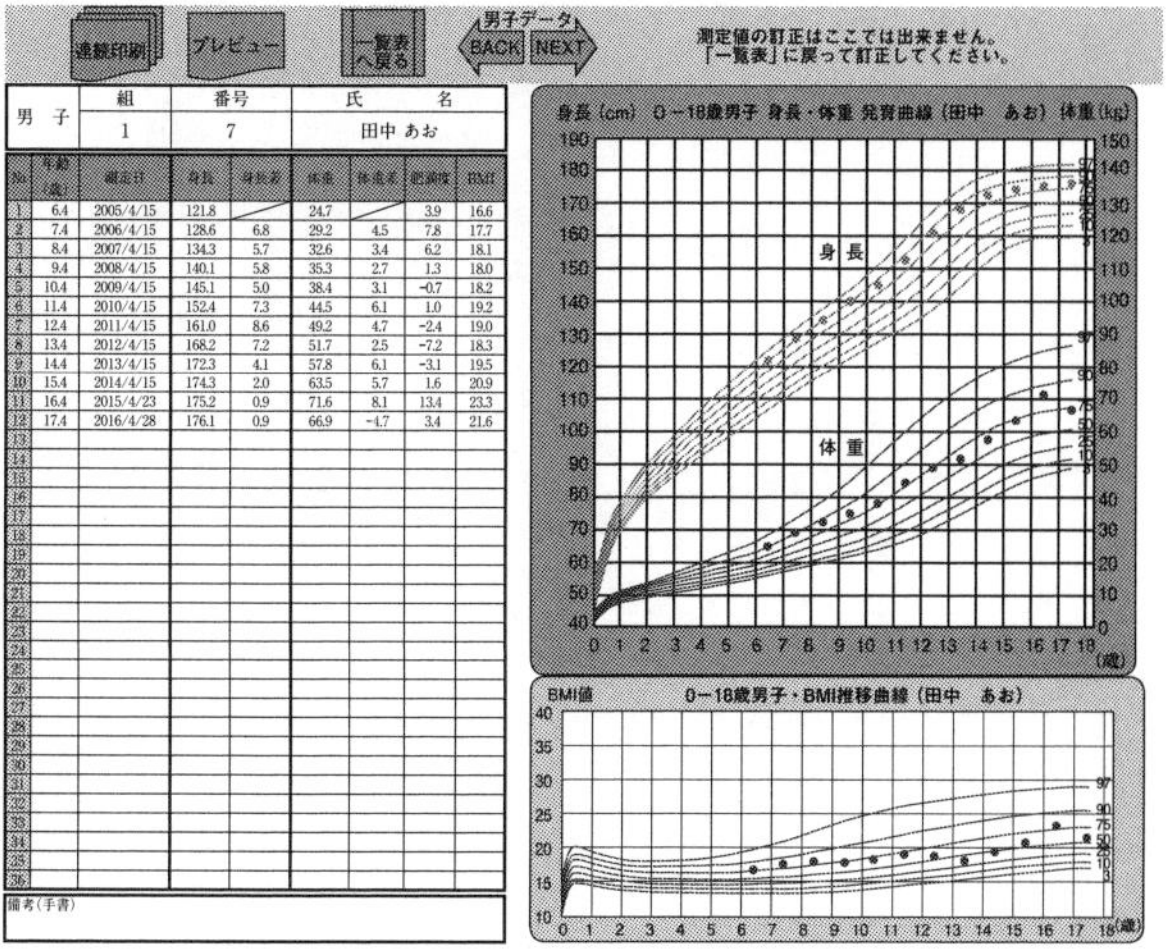

No.	年齢(歳)	測定日	身長	身長差	体重	体重差	肥満度	BMI
1	6.4	2005/4/15	121.8		24.7		3.9	16.6
2	7.4	2006/4/15	128.6	6.8	29.2	4.5	7.8	17.7
3	8.4	2007/4/15	134.3	5.7	32.6	3.4	6.2	18.1
4	9.4	2008/4/15	140.1	5.8	35.3	2.7	1.3	18.0
5	10.4	2009/4/15	145.1	5.0	38.4	3.1	-0.7	18.2
6	11.4	2010/4/15	152.4	7.3	44.5	6.1	1.0	19.2
7	12.4	2011/4/15	161.0	8.6	49.2	4.7	-2.4	19.0
8	13.4	2012/4/15	168.2	7.2	51.7	2.5	-7.2	18.3
9	14.4	2013/4/15	172.3	4.1	57.8	6.1	-3.1	19.5
10	15.4	2014/4/15	174.3	2.0	63.5	5.7	1.6	20.9
11	16.4	2015/4/23	175.2	0.9	71.6	8.1	13.4	23.3
12	17.4	2016/4/28	176.1	0.9	66.9	-4.7	3.4	21.6

　個人画面の上部に、「プレビュー」があります。ここをクリックすると、個人毎のグラフのプレビュー画面になりますから、印刷範囲の指定調節をしてから印刷してください（パソコンによってグラフが２ページになってしまうことがありますので、１ページに納まるように調節）。
・集団の場合、左側の「連続印刷」をクリックすると、グラフをクラス単位で男女全員を連続印刷することができます。

　個人画面では、「BACK」「NEXT」で、一つ前また

3）個人画面（グラフ画面）に飛ぶ

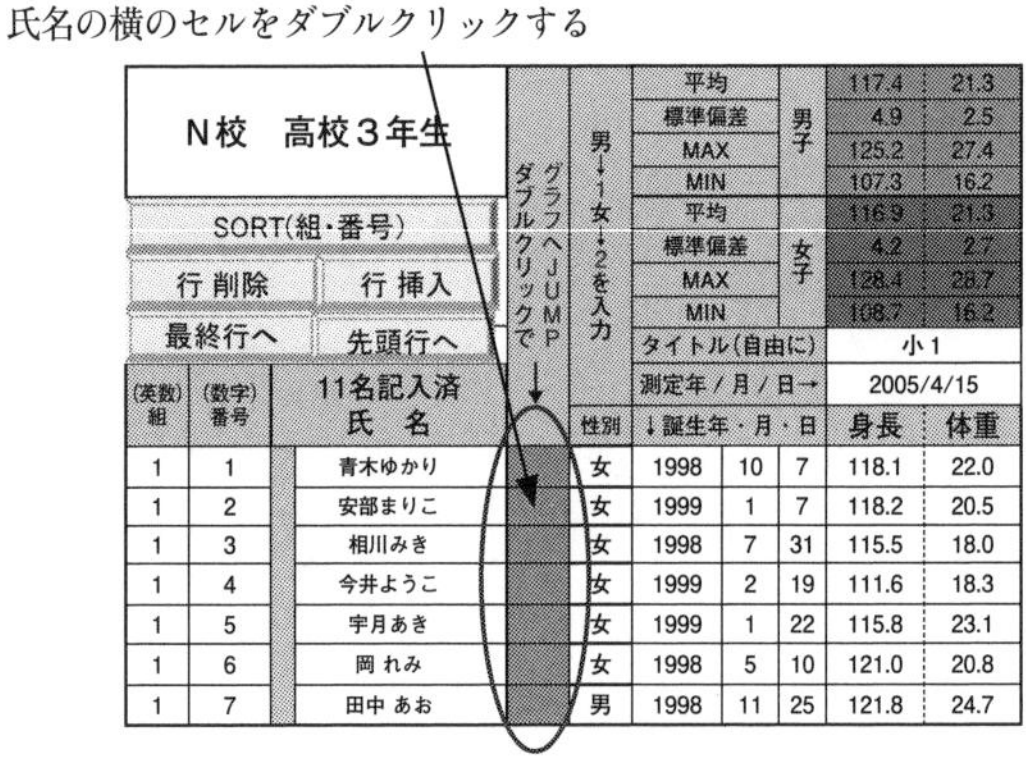

氏名の横のセルをダブルクリックする
N校　高校3年生
SORT(組・番号)
行削除
行挿入
最終行へ
先頭行へ
グラフへJUMP ダブルクリックで
↓
男→1 女→2を入力
平均 / 標準偏差 / MAX / MIN　男子　117.4 21.3 / 4.9 2.5 / 125.2 27.4 / 107.3 16.2
平均 / 標準偏差 / MAX / MIN　女子　116.9 21.3 / 4.2 2.7 / 128.4 28.7 / 108.7 16.2
タイトル(自由に)　小1
測定年 / 月 / 日→　2005/4/15
(英数)組　(数字)番号　11名記入済 氏名　性別　↓誕生年・月・日　身長　体重
1　1　青木ゆかり　女　1998　10　7　118.1　22.0
1　2　安部まりこ　女　1999　1　7　118.2　20.5
1　3　相川みき　女　1998　7　31　115.5　18.0
1　4　今井ようこ　女　1999　2　19　111.6　18.3
1　5　宇月あき　女　1999　1　22　115.8　23.1
1　6　岡 れみ　女　1998　5　10　121.0　20.8
1　7　田中 あお　男　1998　11　25　121.8　24.7

氏名の隣にあるセル（実際のソフトでは水色部分）をダブルクリックします。するとその子どものグラフ画面が表示されます。

4）ファイル名を付けて保存

コンテンツの有効化をした後すぐにファイル名を付けて保存してしまってもよいのですが、それをしない場合は最後に必ず保存してください。ファイル名を付ければ、元のソフトは何度でも使えます。

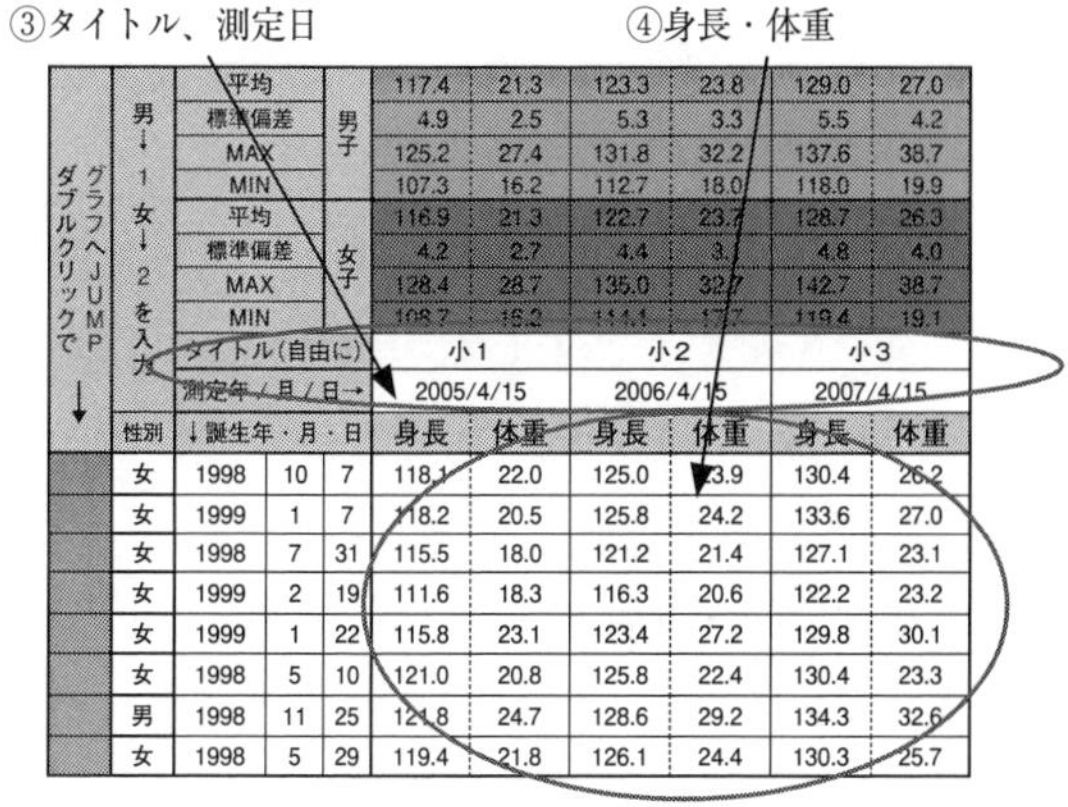

男子	平均			117.4	21.3	123.3	23.8	129.0	27.0
男子	標準偏差			4.9	2.5	5.3	3.3	5.5	4.2
男子	MAX			125.2	27.4	131.8	32.2	137.6	38.7
男子	MIN			107.3	16.2	112.7	18.0	118.0	19.9
女子	平均			116.9	21.3	122.7	23.7	128.7	26.3
女子	標準偏差			4.2	2.7	4.4	3.[illegible]	4.8	4.0
女子	MAX			128.4	28.7	135.0	32.7	142.7	38.7
女子	MIN			108.7	16.2	114.1	17.7	119.4	19.1
タイトル（自由に）				小1		小2		小3	
測定年／月／日→				2005/4/15		2006/4/15		2007/4/15	
性別	↓誕生年・月・日			身長	体重	身長	体重	身長	体重
女	1998	10	7	118.1	22.0	125.0	23.9	130.4	26.2
女	1999	1	7	118.2	20.5	125.8	24.2	133.6	27.0
女	1998	7	31	115.5	18.0	121.2	21.4	127.1	23.1
女	1999	2	19	111.6	18.3	116.3	20.6	122.2	23.2
女	1999	1	22	115.8	23.1	123.4	27.2	129.8	30.1
女	1998	5	10	121.0	20.8	125.8	22.4	130.4	23.3
男	1998	11	25	121.8	24.7	128.6	29.2	134.3	32.6
女	1998	5	29	119.4	21.8	126.1	24.4	130.3	25.7

③タイトル、測定日を入力

測定日は、図のように西暦で入力し、2023/6/15のように/（半角スラッシュ）で区切る形式にしてください。タイトルは、「1年生春」とか「H.30」など自由に記載してください。ただし書かなくてもグラフの作成に支障ありません。

④身長・体重を入力

小数点第一位まで入力します。整数の場合は、自動的にコンマゼロに出力されます。

最初だけ、①から③までの作業をしますが、次にデータを入力するときは、③の測定日と④の測定値だけでOKです。

①組・番号・氏名を入力

＊個人でも、集団でも、組と番号は必ず入力してください。

これが個人のIDとなります。個人の場合は適当な組、番号でよいのですが、子どもが何人かいれば測定年月日が違ってくると思いますので、一人ずつのファイルを作った方が簡単です。

個人なら子どもの名前をファイル名にするとよいでしょう。集団なら、○○年度入学生というファイル名を付ければ、その学年が卒業するまで同じファイルを使うことができます（クラス替えがあるとその都度組・番号を変更しなければなりませんが、SORT機能で組、番号順に並べ替えできます）。

②性別、誕生年・月・日を入力

・性別は、男子なら「１」、女子なら「２」を入力してEnterを押します。そうすると「男」または「女」に変換されます。

・生年月日は、「生年」「月」「日」を別々の枠の中に入力します。

○「発育グラフソフト」の使い方

1）ソフトを開く

ソフトを開くと「一覧表」画面が出ます。

一覧表の画面（一部分）

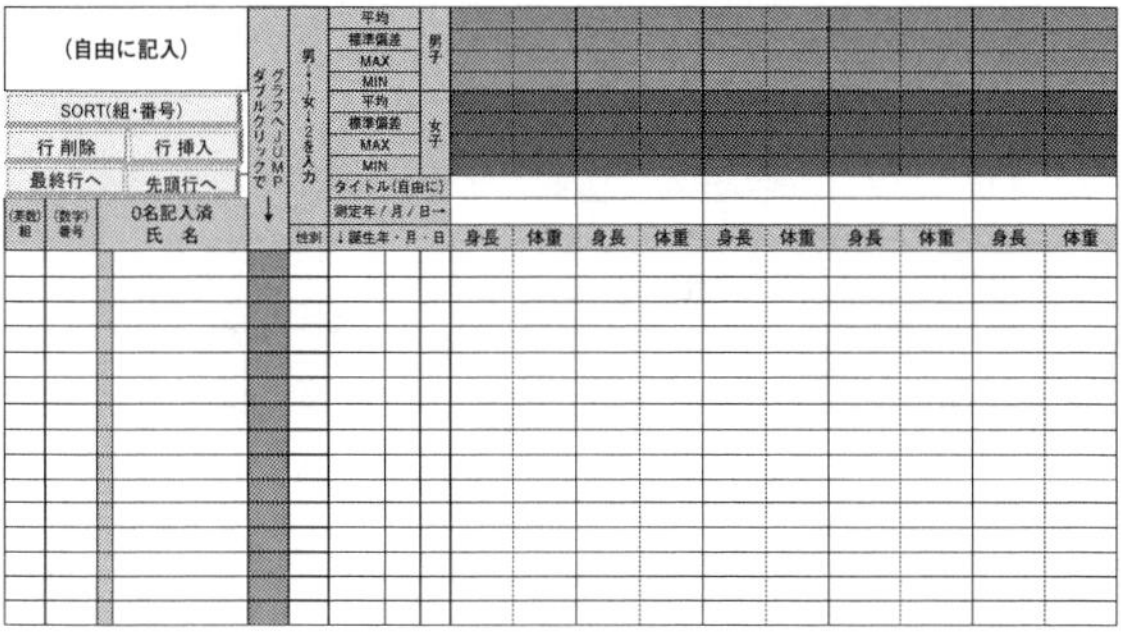

2）入力する

①組・番号・氏名　　②性別、誕生年・月・日

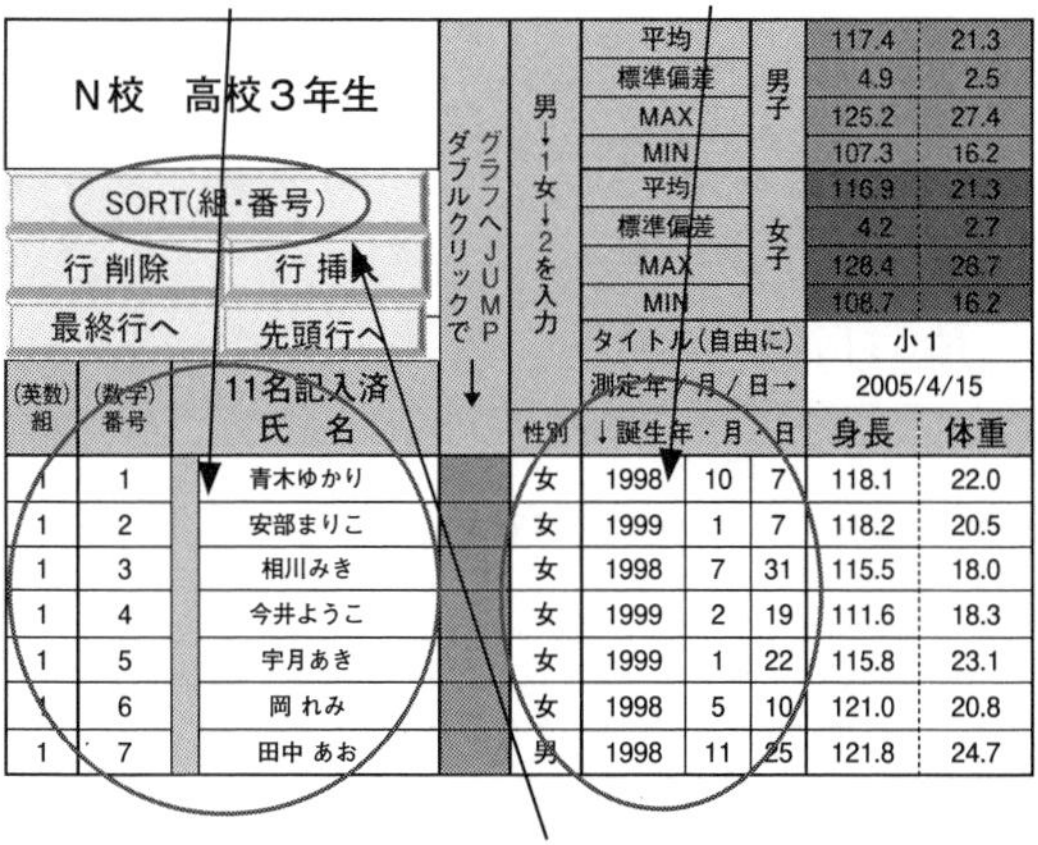

				身長	体重
男子	平均			117.4	21.3
	標準偏差			4.9	2.5
	MAX			125.2	27.4
	MIN			107.3	16.2
女子	平均			116.9	21.3
	標準偏差			4.2	2.7
	MAX			128.4	28.7
	MIN			108.7	16.2

(英数)組	(数字)番号	11名記入済 氏 名	性別	↓誕生年	月	日	身長	体重
1	1	青木ゆかり	女	1998	10	7	118.1	22.0
1	2	安部まりこ	女	1999	1	7	118.2	20.5
1	3	相川みき	女	1998	7	31	115.5	18.0
1	4	今井ようこ	女	1999	2	19	111.6	18.3
1	5	宇月あき	女	1999	1	22	115.8	23.1
1	6	岡 れみ	女	1998	5	10	121.0	20.8
1	7	田中 あお	男	1998	11	25	121.8	24.7

SORT機能

・セキュリティを許可した「小林の発育グラフソフト.xlsm」を開いて「マクロの無効」が表示された場合は「コンテンツの有効化」をクリックしてください。

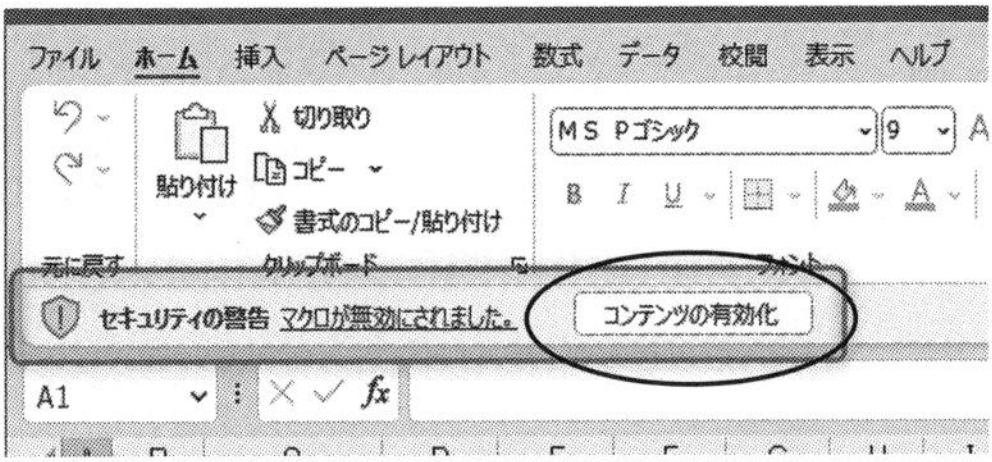

これでマクロが有効化されて、正常に動くようになります。

＊ご不明の点があれば以下にお問い合わせください。
小学館デジタルサポートセンター
月～金　10:00～19:00　（土日祝祭日、年末年始はお休み）
フリーダイヤル：0120-745-330
（携帯からの場合　03-3818-4889）
メール：dsc-sup@shogakukan.co.jp

「発育グラフソフト」のエクセルにはマクロが入っています（マクロとはエクセルで動くプログラムのことです）。インターネットからダウンロードしたマクロが入ったエクセルをそのまま開くと、パソコンの環境によってはセキュリティアラートが表示されてマクロの実行がブロックされてしまいます。

【セキュリティアラートが表示されてマクロの実行がブロックされた場合】
・Windowsをお使いの場合は、ダウンロードした「小林の発育グラフソフト.xlsm」のアイコンを右クリックして「プロパティ」を選んで、表示してください。「セキュリティ」の「許可する」にチェックを入れて「OK」をクリックしてください。

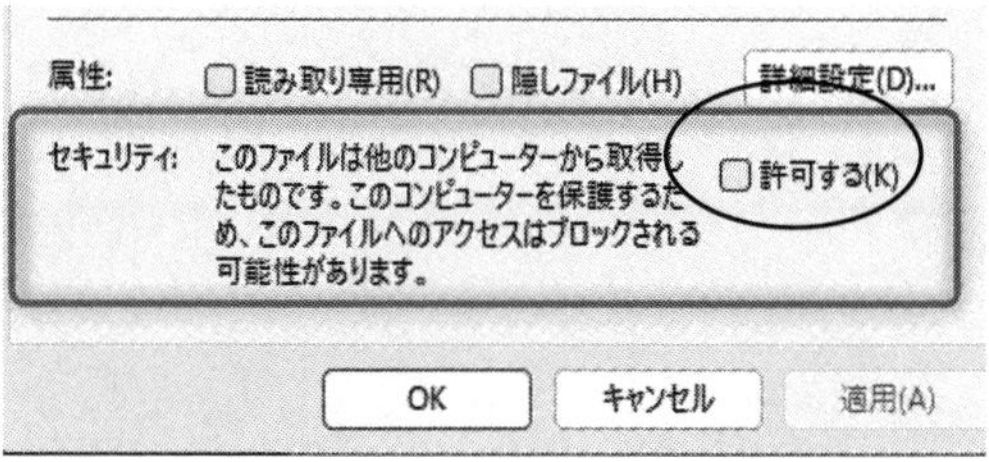

○成長曲線作成ソフト「発育グラフソフト」の活用

私は2000年頃から、成長曲線の大切さとその有用性を広めたいと思い、簡単に成長曲線が描けるソフトの開発に取り組みました。

最初は一人だけ入力できるソフトでしたが、やがて養護教諭の方から、学年全員を入力できるソフトが欲しいとの要望をいただき、苦心しながらもいろいろ幸運な巡り合わせがあり、プログラムの開発を引き受けてくださるという藤田倫子《みちこ》さんとの出会いから、一人でも集団でも入力可能なグラフソフトを作ることができました。

このソフトを「発育グラフソフト」と名付け、その後もまた多様な要望に対応すべく試行錯誤して、保育園・幼稚園・学校等で使っていただけるグラフソフトが完成し、これまで無償配布して参りました。

読者の皆様にも、このソフトをぜひお使いいただきたいと思います。下記URLよりダウンロードしてご使用ください。本ソフトは、Microsoft Excelで作成されています。

「発育グラフソフト　0-18歳用」ダウンロード
https://sho-education.jp/seicho/seicho.zip

●参考文献

東郷正美『身体計測による発育学』東京大学出版会，1998

髙石昌弘（監修）、樋口満、佐竹隆（編著）『からだの発達と加齢の科学』大修館書店，2012

平成9－12年度文部科学省科学研究費補助金（基礎研究（C））『学校健康教育における健康情報としての身体計測値の活用に関する研究』研究成果報告書，（研究代表者：小林正子），2001

Masako Kobayashi, Masami Togo.Twice-Daily Measurements of Stature and Body Weight in Two Children and One Adult. American Journal of Human Biology 5: 193-201, 1993

小林正子『発育から子どもを見る』東京大学大学院教育学研究科紀要35：339－359，1995

小林正子，山口類，向井田紀子『出生後の体重発育における日内変動、週内変動、自己回帰過程等の波動形成に関する検討Ⅰ（24ヵ月まで）』日本成長学会雑誌12（1）：15－21，2006

巷野悟郎『成長における周期的現象』小児医学11（6）：1078－1093，1978

平成6－8年度文部科学省科学研究費補助金（基盤研究（A）（1））『発育の時系列解析で得られる健康情報とその伝達及び活用』研究成果報告書（研究代表者：東郷正美），1997

小林正子，遠藤幸子，高野陽『南北5地域保育所児童における身長・体重の時系列解析による季節変動の検討』小児保健研究63（5）：535－543，2004

Masako Kobayashi, Maiko Kobayashi.The relationship between obesity and seasonal variation in body weight among elementary school children in Tokyo. Economics and Human Biology 48(2): 253-261, 2006

小林正子『形態発育の季節変動』体育の科学4（7）：476－481，2018

小林正子『身長・体重・体重差グラフが語る子どもの心』日本小児科学会雑誌110（11）：1509－1512，

2006
小林正子『心理・社会的な要因で身長が伸びない例』小児内科39（5）：674－676，2007
小林正子，東郷正美『健康情報としての身体計測値の活用について－阪神淡路大震災の影響を受けた小学生のデータより－』AUXOLOGY 7:11-14,2000
平成18－20年度文部科学省科学研究費補助金（基盤研究（C））『身体発育の縦断的解析による基礎研究と健康への応用』研究成果報告書（研究代表者：小林正子），2009
小林正子他『近年の日本における子どものプロポーションの急速な変化について－学校保健統計の身長と座高からの検討－』日本成長学会雑誌22（1）：48－58，2016
渡邊法子、小林正子『身長スパートから予測する初経発来時期：個別の成長曲線を用いて』学校保健研究62（5）：273－283，2020
宮木弘子，小林正子『新体操選手の身体発育の特徴－小学1年生からの縦断データの発育グラフによる事例検討－』日本成長学会雑誌19（1）：64－70，2013
宮下充正『子どものからだ　科学的な体力づくり』東京大学出版会，1985
小林正子『「キレる」に関する中高生の生活状況調査からの検討』保健医療科学54（2）：101－107，2005
平成14－16年度 厚生労働科学研究費補助金　『乳幼児から思春期まで一貫した子どもの健康管理のための母子健康手帳の活用に関する研究』総括研究報告書（主任研究者：小林正子），2005
小林正子『成長曲線作成の意義と活用法について』東山書房 健康教室（797）：21－24，2017
小林正子『子どもの足はもっと伸びる！ 健康でスタイルのよい子が育つ「成長曲線」による新・子育てメソッド』女子栄養大学出版部，2021

小林正子［こばやし・まさこ］

1950年栃木県生まれ。発育研究者。学位：博士（教育学）。1972年お茶の水女子大学理学部化学科卒業後、会社員、高校教員を経て東京大学大学院教育学研究科博士課程修了。東京大学助手、国立公衆衛生院（現 国立保健医療科学院）室長を務めた後、2007年より女子栄養大学教授。2020年〜女子栄養大学客員教授。発育の基礎研究のほか「発育グラフソフト」を開発し、成長曲線の活用を促進。著書に『子どもの足はもっと伸びる！ 健康でスタイルのよい子が育つ「成長曲線」による新・子育てメソッド』（女子栄養大学出版部）。

＊本書は、小学館の子育てサイト「Ｈｕｇｋｕｍ（はぐくむ）」の2022年の掲載記事を基に、編集・構成をした。

構成：池田純子　イラスト：まる
編集：半澤敦子　熊谷ユリ（小学館）

子どもの異変は「成長曲線」でわかる

二〇二三年 六月六日 初版第一刷発行

著者　小林正子
発行人　杉本 隆
発行所　株式会社小学館
〒一〇一－八〇〇一 東京都千代田区一ツ橋二ノ三ノ一
電話 編集：〇三－三二三〇－九七二六
販売：〇三－五二八一－三五五五
印刷・製本　中央精版印刷株式会社

Printed in Japan ISBN978-4-09-825451-4